院士开讲

全民健康课
（增订本）

主　　编／陈孝平　黄晓刚
组织编写／武汉医学会陈孝平院士健康科普工作室

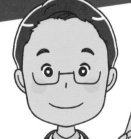

U0387831

人民卫生出版社
·北京·

图书在版编目（CIP）数据

院士开讲：全民健康课 / 陈孝平，黄晓刚主编；
武汉医学会陈孝平院士健康科普工作室组织编写.
增订本. -- 北京 ： 人民卫生出版社，2024. 10.
ISBN 978-7-117-36896-4

I. R161-49

中国国家版本馆 CIP 数据核字第 2024Z12F21 号

| 人卫智网 | www.ipmph.com | 医学教育、学术、考试、健康，购书智慧智能综合服务平台 |
| 人卫官网 | www.pmph.com | 人卫官方资讯发布平台 |

院士开讲：全民健康课（增订本）
Yuanshi Kaijiang：Quanmin Jiankangke（Zengdingben）

主　　编：	陈孝平　黄晓刚
组织编写：	武汉医学会陈孝平院士健康科普工作室
出版发行：	人民卫生出版社（中继线 010-59780011）
地　　址：	北京市朝阳区潘家园南里 19 号
邮　　编：	100021
E - mail：	pmph @ pmph.com
购书热线：	010-59787592　010-59787584　010-65264830
印　　刷：	北京顶佳世纪印刷有限公司
经　　销：	新华书店
开　　本：	710×1000　1/16　印张：17
字　　数：	204 千字
版　　次：	2024 年 10 月第 1 版
印　　次：	2024 年 10 月第 1 次印刷
标准书号：	ISBN 978-7-117-36896-4
定　　价：	79.90 元

打击盗版举报电话：**010-59787491**　E-mail：**WQ @ pmph.com**
质量问题联系电话：**010-59787234**　E-mail：**zhiliang @ pmph.com**
数字融合服务电话：**4001118166**　E-mail：**zengzhi @ pmph.com**

编委名单

主　编　陈孝平　黄晓刚

编　委（按姓氏笔画排序）

王　伟　华中科技大学同济医学院附属同济医院

王俊文　武汉市第四医院

王海燕　武汉医学会

白祥军　华中科技大学同济医学院附属同济医院

吕永曼　华中科技大学同济医学院附属同济医院

刘　东　华中科技大学同济医学院附属同济医院

刘玉林　湖北省肿瘤医院

刘忠纯　武汉大学人民医院

刘建华　武汉市第六医院

刘继红　华中科技大学同济医学院附属同济医院

刘智胜　武汉儿童医院

汤绍涛　华中科技大学同济医学院附属协和医院

许　杰　武汉医学会

苏　虹　武汉广播电视台

李　娟　华中科技大学同济医学院附属同济医院

李菊芬　武汉医学会

杨艳清　武汉市第三医院

吴金虎　武汉市第三医院

邹　卫　武汉医学会

汪宏波　华中科技大学同济医学院附属协和医院

宋启斌　武汉大学人民医院

张　姮　武汉市中心医院

张文婷　华中科技大学同济医学院附属同济医院

张进祥　华中科技大学同济医学院附属协和医院

张青松　武汉市第四医院

陈孝平　华中科技大学同济医学院附属同济医院

陈金波　武汉市第一医院

陈定国　武汉医学会

陈柳青　武汉市第一医院

林　静　武汉医学会

林金国　武汉医学会

郑鉴凌　华中科技大学同济医学院附属同济医院

姚　颖　华中科技大学同济医学院附属同济医院

袁玉峰　武汉大学中南医院

袁响林　华中科技大学同济医学院附属同济医院

唐其柱　武汉大学

陶凯雄　华中科技大学同济医学院附属协和医院

黄晓刚　武汉医学会

章军建　武汉大学中南医院

谭诗云　武汉大学人民医院

熊枝繁　华中科技大学同济医学院附属梨园医院

编写秘书

李雅琪　武汉医学会

何光虹　武汉医学会

前　言

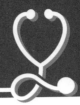

习近平总书记指出，现代化最重要的指标是人民健康，这是人民幸福生活的基础。为了推进"共建 共享、全民健康"，实现健康中国战略目标，2020 年 8 月 27 日，中国科学院院士、武汉医学会会长、武汉同济医院陈孝平教授率先在全国创建了首个以自己名字命名的科普工作室——陈孝平院士健康科普工作室。工作室发挥院士的引领带动作用，组建了由"国家杰青""长江学者""中国医师奖"获得者、学科带头人等知名学者组成的专家团队，发挥与新媒体传播深度融合的优势，打破传统健康节目的地域局限，借助融媒体的传播效果，陈孝平教授亲率专家团队走进原创网络直播节目《院士开讲：全民健康课》、电视科普节目《健康武汉》和《荆楚大医生》、广播音频节目《健康武汉在行动》，紧紧围绕影响群众健康的"323"重大疾病问题和群众关心的健康问题，开展权威、精准的健康科普知识传播。深受广大人民群众的喜爱，网络观看量达到近 3.5 亿人次。

为了进一步拓宽科普覆盖面，让更多读者能够获得权威、精准的健康科普知识，我们将直播节目中群众关注度较高的内容精心整理成文字，以图书的形式出版。本书讲述了人体心、脑、肝胆、胃肠等器官的功能及相关疾病的起因和防治方法，介绍了抽动障碍和痴呆的判断标准、干预办法，同时还就肿瘤的发病机制和治疗手段、宫颈癌的早期筛查和疫苗选择进行了详细阐述。在此基础上，针对群众关注度高的营养问题、医美问题、青春期问题、儿童用药问题、男性健康问题，以及在危急情况下自救与互救问题进行了介绍。相信本书对于增强读者的健康科普知识，提升健康素养，真正做自己健康第一责任人，将发挥积极作用。

本书在编写和出版过程中得到了众多专家的鼎力支持，在此表示诚挚感谢。由于时间仓促，水平所限，书中错误之处在所难免，还望读者不吝指正。

全体编委

2024 年 7 月

目 录

2 ···················· 医生眼中的"肝胆相照"

在我们的身体中有一个"解毒"器官，它能够分解、代谢对人体有害的物质，还有很多重要的生理功能，和我们的健康息息相关，你知道它是什么吗······

18 ···················· 小心肝脏闹别扭

在现代社会中，酗酒和熬夜已经成为许多人生活中的一部分。当我们沉迷于酒精、通宵达旦工作或娱乐时，可能并没有意识到，我们的肝脏正悄悄受到伤害······

27 ···················· 破除谣言，保"胃"健康

一日三餐，一年四季，吃饭让我们获得充沛的能量以应对不同挑战，也让我们和家人在一起分享美食，享受温馨时光。这一切，都有胃的默默陪伴······

43 ···················· 关注肠道　守护健康

肠道是人体最大的消化器官，承担着消化食物、吸收营养、维护免疫功能等重要任务。肠道被誉为"第二个大脑"，其内部生态系统对人体的健康发挥着至关重要的作用······

54—————— **腹痛其实不简单**

　　腹痛，即俗语中的"肚子痛"，是一种常见的临床症状，往往由身体某个部位的病变引起。几乎每个人都会出现腹痛，但看似常见的症状，病因却极其复杂，有些甚至有生命危险，一定不可小看它……

64—————— **医生和你谈谈"心"**

　　心脏是人体的"发动机"，它充满节奏地跳动，展示着生命的激情与力量。如果有一天，"发动机"出了问题，我们应该怎么办……

79—————— **守护身体的"司令部"**

　　大脑是我们身体的"司令部"，它控制着我们的运动，掌管着我们的意识，让我们的身体高效运转。如果有一天，"司令部"出现了问题，我们应该怎么办……

92—————— **"谈骨论筋"，且行且珍"膝"**

　　伤筋动骨，现在还需要 100 天吗？骨头用一次少一次，那我们还应该运动吗？膝关节疼痛怎么办？年轻的朋友是否无须担心膝关节问题……

98—————— **关于肿瘤那些事儿**

　　恐惧源于未知，很多人谈"癌"色变，是因为对肿瘤不够了解。随着医学的进步，很多肿瘤已经有了有效的预防方式，有些肿瘤的治疗手段也取得了进展。我们应该如何以一颗平常心对待肿瘤呢……

114················**揭开误区看肿瘤**

了解了肿瘤的相关知识还不够,只有具备甄别谣言的能力,才能避免陷入误区,更好地保护自己和家人的健康。让我们和医生一起认识肿瘤的真相,共同守护健康……

127················**一种可以预防的癌症——宫颈癌**

据统计,宫颈癌是影响全球女性健康的高发癌症,发病人群呈现年轻化趋势。如花般的女性因为宫颈癌而香消玉殒,这实在令人惋惜。现在,已经有了卓有成效的预防手段,让女性远离宫颈癌的伤害……

140················**健康管理,你做对了吗**

在我们的一生中,会遇到各种各样的健康问题,有身体上的,也有心理上的,做好全生命周期的健康管理,做自己健康的第一责任人,才能让我们在人生路上走得更远……

153················**健康"食"为先,你的营养"达标"了吗**

随着人民生活水平不断提高,营养供给能力显著增强,国民营养健康状况明显改善。然而,我们仍然面临营养不足与过剩并存、营养相关疾病多发以及营养健康生活方式尚未普及等问题……

165————— 牛奶的正确打开方式

牛奶,被誉为"白色血液",自古以来就被人类所珍视。它不仅是哺乳动物幼崽成长发育的天然食物,也是人类饮食文化中不可或缺的一部分。在许多文化中,牛奶及其制品象征着营养与健康,是家庭餐桌上的常客……

177————— 摆脱痴呆阴影,安享健康晚年

每个人都将老去,老人在享受岁月馈赠的睿智、豁达的同时,痴呆也如幽灵般潜伏在他们周围。如何帮助家中的老人摆脱痴呆的阴霾,如何让自己健康老去,这是每个人都必须面对的问题……

192————— 眨眼、摇头、耸肩,真的只是活泼吗

家里需要我们照顾的,除了老人,还有孩子。如果孩子出现了眨眼、摇头、耸肩等表现,千万不要认为他只是活泼而已。摆脱抽动障碍的困扰,孩子,我们慢慢来……

204————— 成长的烦恼——"躁动"的青春期

青少年时期不仅是身体快速发育的时期,也是自我意识不断增强的时期。家长不应只关注他们的生理健康,而忽视他们的心理健康,否则有可能无法及时发现青少年心理疾病……

215————— 儿童用药,安全为先

孩子生病,全家揪心,都希望药物服下去,病就痊愈了。

但是儿童不是缩小版的成人,在用药问题上,有很多需要注意的内容……

227 ················ **变美,其实很简单**

　　爱美之心,人皆有之,每个人都爱美,也都非常渴望变美。但是在美容方面,人们还存在很多误区,一旦受到外界误导,就很容易走入歧途,美容变毁容……

237 ················ **认识男科疾病,关注男性健康**

　　随着人口老龄化和人口结构改变以及环境和生活方式等因素的影响,男科疾病的发病率快速上升。男科疾病已成为继心脑血管疾病和肿瘤之后,威胁男性健康的第三大"杀手"……

247 ················ **面对意外伤害,如何自救与互救**

　　"人最宝贵的是生命,生命对于每个人只有一次",它是如此珍贵,也是如此脆弱,随时随地要面对各种意外伤害的威胁。面对意外伤害,我们应该如何进行自救与互救,让平凡的生命得以延续,绽放出更绚烂的光辉……

作者简介

陈孝平

中国科学院院士,陈孝平院士健康科普工作室专家库及武汉市健康科普专家指导委员会成员,武汉医学会会长。华中科技大学同济医学院附属同济医院教授、博士研究生导师、主任医师。

医生眼中的"肝胆相照"

华中科技大学同济医学院附属同济医院　陈孝平

在我们的身体中有一个"解毒"器官，它能够分解、代谢对人体有害的物质，还有很多重要的生理功能，和我们的健康息息相关，你知道它是什么吗……

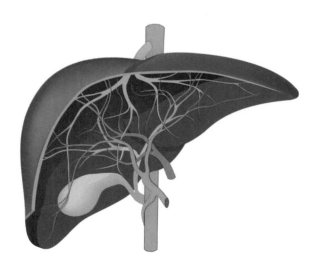

导 语

　　处暑过后,气温逐渐下降,我们会感觉到夜晚和白天的气温相差很大。到了晚上,凉风习习,吹在身上特别舒服,而古人也特别在意这个时候的感受,他们将其称为"新凉直万金"。在这样一个特殊的时节,古人会特别注重养生,尤其是养肝和护肝。肝脏主升发,具有疏泄和藏血的作用,其重要性不言而喻。

 健康我来问

　　肝脏是身体中非常重要的器官,您能帮我们详细介绍一下肝脏的功能吗?

 专家说健康

　　你刚才已经介绍了肝脏的一些功能,实际上这是中医对肝脏的认识,这和西医对肝脏的认识并不完全一样,属于两套理论体系。

　　肝脏的确是人体内一个非常重要的器官,也是最大的内脏器官。我们经常将自己最为珍视的事物形容为"心肝宝贝",我在德国学习的时候,一位德国专家也曾经这样比喻过,他说人的生命就在于两个器官,一个是心脏,一个是肝脏,这从一个侧面反映了肝脏的重要性。

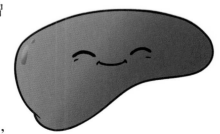

　　通俗来讲,肝脏就是人体的"化工厂",

它的功能非常多。

分泌胆汁，帮助食物消化 我们平时吃的食物中含有蛋白质、脂肪和碳水化合物，消化这些物质离不开肝脏。大家可能很奇怪，肝脏和食物的消化有什么关系？肝脏可以分泌胆汁，而胆汁是体内非常重要的消化液，可以分解脂肪。如果没有胆汁，我们吃进去的脂肪就无法被身体消化吸收。

代谢合成 我们吃进去的食物被消化吸收，最终大部分被肝脏合成为生命活动必需的物质，如糖原、氨基酸、白蛋白、凝血酶原、维生素。肝脏还可以调节内环境的稳定，如我们吃进去的馒头被消化为葡萄糖，吸收入血后血糖会升高，这时肝脏可以将葡萄糖合成糖原储存在肝脏中，这样血糖水平不会升得太高。当我们饥饿时，血糖水平会降低，肝脏又能把糖原分解成葡萄糖释放入血，维持血糖水平的稳定。

解毒 肝脏可以帮助身体解毒，这项功能非常重要。在日常生活中，被我们吃进去的物质，如食物和药物，往往包含多种成分，这些成分有些对人体有利，有些对人体有害。对于有害成分，就需要通过肝脏的解毒功能将其分解。举一个大家比较容易理解的例子，有的人酒量很大，有的人酒量很小，大家都知道饮酒伤肝，对于酒量小的人，饮酒确实是伤肝的，但是对于酒量大的人，这个伤害就相对不那么明显了，因为"一物降一物"，你有矛我有盾。酒的主要成分是乙醇，乙醇在肝脏中被分解代谢，这就涉及乙醇脱氢酶和乙醛脱氢酶，有些人这两种酶分泌比较多，就可以更为彻底地将乙醇代谢掉，那么乙醇对于肝脏的伤害就会相对小一些。

其他功能 在胎儿时期肝脏是重要的造血器官，出生后这一功能逐渐被骨髓替代。但是在一些特殊情况下，骨髓造血难以满足人体需要时，肝脏造血功能可以恢复，作为"预备队"弥补骨髓造血功能的不足。肝脏还可以保持人体内细胞成分的平衡,有些红细胞、白细胞、血小板衰老了,肝脏中的吞噬细胞就会将它们吞噬、分解。

肝脏还有调节循环血量的功能,是个"血库"。人体的血液总量约占体重的 8%,如一个人的体重是 60kg,按照 8% 来计算,那么就约有4 800mL 血液,这就是他的血液总量。这 4 800mL 血液,在日常生活中并非全部进入循环,当我们在休息、睡眠时,有一部分血液储存在肝脏中;当我们在工作、运动时,需要更多血液进入循环,这就需要肝脏将储存的血液"搬出来"。

除了可以调节血量,肝脏还可以合成凝血酶,起到止血的作用。如果肝脏受损,其合成凝血酶的能力将会受到影响,导致患者出血不止。总之,肝脏的功能非常多,是人体不可缺少的重要器官。

健康我来问

您刚才说肝脏可以分泌胆汁,我突然想到一个词——肝胆相照,这两个器官真的是密不可分的吗?

专家说健康

肝胆相照,从功能上说,两者是不可缺少的,也是密切相关的。从解剖角度看,胆囊贴伏在肝脏上面,肝脏上有一个"床",胆囊就在肝脏的"胆囊床"上。除了实质外,肝脏还包括两大系统,一个是血管系统,一个是胆管系统。其中血管系统包括动脉和静脉(有流入的,也有流出的)。我们知道,动脉主要供应氧气,静脉主要供应营养,这些氧气和营养是肝脏发挥正常生理功能的重要保证。换句话说,如果没有血液供应,肝脏就不可能发挥它应有的生理功能。

刚才我讲到肝脏分泌胆汁,那么胆汁是从哪里来的? 是从肝细胞里

来的。肝细胞能够持续分泌胆汁,在
不需要消化食物的时候,胆汁就储
存在胆囊里,胆囊具有浓缩和储存
胆汁的作用。进食后,胆囊通过收
缩将胆汁排入十二指肠,参与食物
的消化,所以从解剖上和功能上,肝
和胆都是密不可分的。它们是彼此"最好的朋
友",所以说"肝胆相照"真的是一个非常形象的比喻。

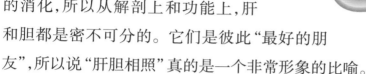

健康我来问

　　您刚才说的"肝胆相照",让我想到之前大家都很熟悉的一个故
事——"暴走妈妈"。我们从她的故事中了解了很多有关肝脏的知识,
如肝细胞是可以再生的,这是真的吗?

专家说健康

　　肝脏对于大部分人来说还是很神秘的,刚才讲"心肝宝贝"这个比
喻也是为了向大家说明肝脏的重要性。有些人得了肝脏肿瘤,需要进行
手术治疗,我就和他说"你的肝脏上长了个东西,需要开刀",他的第一反
应是觉得很惊讶——肝脏还能开刀?! 患者完全不理解,他们认为肝脏
被切掉一块儿,人就没命了呀。然而事实并不是这样的。

　　这里可以和大家分享一个医学常识,在人体器官中,肝脏的再生能
力(或者称为肝细胞的再生能力)是最强的,也就是说把肝脏的一部分切
除,经过一段时间,之前切除了多少,就可以长出来多少。曾经有科学家
对此进行过动物实验,将大白鼠的肝脏切除一半,保留一半。切除肝脏
大约48小时后,大白鼠肝脏的体积,注意我说的是肝脏的"体积"而不

是"形状",可以恢复到原来的大小。

对于人类而言,正常情况下即便切除 80% 的肝脏也不会出现明显的生理功能紊乱,人是可以活下来的,这也从侧面证明肝脏的功能储备很强大。

健康我来问

既然肝细胞是可以再生的,那么如果得了肝病,等着肝脏再生就好了,是这样吗?

专家说健康

不同动物肝脏的再生能力是不一样的,需要的时间也是不一样的。对于人类来说,如果将肝脏切除一半,通过临床观察(如 B 超、CT 等影像学检查),需要半年到一年的时间才可以恢复到原来的大小,速度要比之前提到的大白鼠慢得多,但是人类肝脏还是可以恢复到原来大小的,注意我说的是体积恢复到原来的大小,不是形状。我之所以要强调不是恢复到原来的形状,是由于此时肝脏的形状已经改变了。大家平时看病经常做超声检查,超声检查中对这种情况有一个描述性词语,叫作"肝脏形态失常"。形态失常,指的是正常的形态发生了变化,"肝脏形态失常"往往是肝脏经过手术治疗后的常见描述。

我刚才提到肝脏可以再生,这里有一个前提条件,即在正常情况下。当然,肝脏的再生能力还与年龄因素相关,如孩子、年轻人的肝脏再生能力更强,七八十岁的老年人,他的肝脏再生能力相比前者就会差一些,但依然可以再生。注意,这里的前提条件是完全正常的肝脏。如果肝脏存在疾病,它的再生能力就会下降,甚至有可能失去再生能力。

"暴走妈妈"的故事之前被媒体进行了大规模报道,相信很多人对此有所耳闻。"暴走妈妈"的儿子小斌患有先天性肝脏疾病，由于病情反复发作，已经到了必须接受移植手术才能生存的地步。"暴走妈妈"决定将自己的肝脏移植给小斌以挽救儿子的生命。然而，"暴走妈妈"本人患有重度脂肪肝，出于风险的考虑，医生劝她不要做手术，对她来说手术的风险太高了。但是这位妈妈救儿心切，她问我们怎样才能把脂肪肝治好，当时我们给她提了一些建议，简单来说就是"管住嘴，迈开腿"，控制饮食，多吃新鲜的蔬菜、水果，适当减少碳水化合物的摄入，多运动。

这位妈妈非常了不起，非常坚强，也非常有毅力。她听了医生的建议，不仅注意饮食，而且每天坚持"暴走"10km，走破了很多双鞋，就这样坚持了半年。半年之后我们再给她检查身体，重度脂肪肝消失了，她终于可以捐肝救儿子了。

针对儿子小斌的肝脏问题，我们采用了一种新的手术方法，这是我在读博士研究生的时候建立的一种手术方法，将小斌的病肝切除一半，保留一半。为什么要切一半、留一半呢？我刚才不是说即便切除80%，仅保留20%肝脏人依然可以活下来吗？这是由于小斌的肝脏是存在疾病的，他的肝脏无法再生，而且功能储备很差，不能维持正常的生理功能，切除更多的肝脏是他无法承受的，而我们一定要帮他补一部分肝脏，这样他才能活下来。我们切取了"暴走妈妈"30%左右的肝脏给儿子小斌，这样就能让小斌顺利度过手术的危险期。

这个手术是2009年做的，现在已经过去了十多年，通过我们对母子二人的随访观察，一年之后，妈妈的肝脏在小斌体内长大了，占小斌肝脏总比重的70%以上，可见肝脏的再生能力是相当强的。目前母子二人都非常健康，这种治疗结果让我们感到非常欣慰。

健康我来问

您刚才提到脂肪肝,现在生活条件好了,很多朋友会得脂肪肝。脂肪肝可以用药物进行治疗吗,还是只能像"暴走妈妈"一样采用饮食 + 运动的方式呢?

专家说健康

正如你说的,现在生活条件好了,脂肪肝的发病率明显增加。和你分享一个我的个人感受,我是 1986 年到德国留学的,那时候需要做手术的患者都超重,手术台上往往躺的都是超重的患者。德国医生问我:"陈博士,你们中国有这样的超重者吗?"我可以感受到他的藐视。确实,那个时候我国可没有那么多超重者,但是现在不一样了,很多幼儿园的小朋友、小学生已经开始出现超重问题,一些十几岁甚至几岁的孩子就有脂肪肝了。

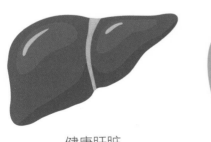

健康肝脏

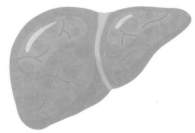
脂肪肝

现在生活条件好了,饮食丰富起来,大人和孩子都比之前吃得多、吃得好。从好的方面想,吃得多、吃得好,确实对健康有益,但是任何事情都要把握一个度,摄入的能量和需要的能量要保持平衡,才能保证人体能量的正常消耗,否则过多的能量将储存在体内。

有人会说"我没吃那么多油，更没吃那么多肉，为什么会得脂肪肝呢？"这里再和大家分享一个医学常识，如果能量摄入过多，多余的能量会转化为脂肪储存在体内。多余的脂肪会储存在哪里呢？最明显的莫过于我们能直观看到的脸上、肚子上，但是在看不到的地方，脂肪也在默默堆积，如在肝脏。一部分脂肪储存在肝脏，形成了我们熟悉的脂肪肝。得了脂肪肝，如果不好好控制，后果是比较严重的，脂肪肝可以发展为肝硬化，肝硬化会严重影响肝功能，引发一系列问题。

多数情况下，脂肪肝是可以逆转的，刚才我讲的"暴走妈妈"就是一个典型的例子，通过"管住嘴，迈开腿"，半年的时间重度脂肪肝就消失了，在此期间并没有经过药物治疗。脂肪肝如果逐渐加重，甚至引发肝硬化，就不可逆转了，这时的治疗难度会很大。对于脂肪肝的治疗，我还是想告诉大家，一定要在早期，通过饮食控制和加强运动的方式逆转脂肪肝，不要一开始就寄希望于药物治疗。

小贴士

脂肪肝分为两大类，即酒精性脂肪肝和非酒精性脂肪肝。

非酒精性脂肪肝的发生和超重关系密切，大部分肥胖人群会在体检时被查出脂肪肝。

酒精性脂肪肝，顾名思义与饮酒有关，指由长期大量饮酒导致的肝脏脂肪变性，最后可能导致酒精性肝硬化。

 健康我来问

市面上有各种各样的护肝药，这些药物真的能护肝吗？

专家说健康

有一句话大家应该都听过，那就是"是药三分毒"。既然是药，它就有好的一面，也有不好的一面。好的一面就是治疗效果；不好的一面我们称其为不良反应。简单来说，不良反应就是除治疗作用之外的其他人们不希望出现的作用。

目前市面上确实存在很多护肝药，而这些所谓的"护肝药"并非解决脂肪肝的问题，而是解决肝功能的问题。如大家都知道的转氨酶，转氨酶如果升高了，可以用药把它降下来，但转氨酶降低实际上是表面现象，就像有人得了肺炎，用退热药可以把体温降下来，但他的肺炎并没有好转，这是一种治标不治本的方式。同样道理，通过服用所谓的"护肝药"把转氨酶降下来，但是脂肪肝的问题依然存在，并没有得到解决。一方面，"护肝药"并没有从根本上解决脂肪肝的问题；另一方面，肝脏具有解毒功能，绝大多数药物要经过肝脏代谢，服用"护肝药"必然加重肝脏负担，再加上药物可能出现的不良反应……这样一看是不是就能明白我为什么一直建议大家通过改变生活方式来改善脂肪肝了？

当然，现在也有很多药物可以治疗脂肪肝，其中一些药物是通过减少食物的吸收来帮助患者减肥，进而控制脂肪肝。道理和上面提到的一样，我依然不建议大家总是想着用药，还是那句话——管住嘴，迈开腿，平时多注意控制饮食、进行适当运动，将体重保持在合理范围内，这是预防和治疗脂肪肝的最好方法。

健康我来问

您刚才还提到，有的人酒量很大，有的人酒量很小，是不是说酒量大的人肝功能就会更强大一些？酒对于肝脏的影响应该是非常大的吧？

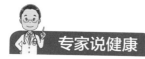

专家说健康

如果一个人酒量很大,酒对他肝脏的影响相对不那么明显。这是因为这个人的肝脏能够"对付"酒精。肝脏具有解毒功能,酒精中对肝脏损害最明显的成分是乙醇,肝脏中有一种酶,叫作乙醇脱氢酶。受到遗传因素的影响,有的人肝脏里乙醇脱氢酶分泌非常旺盛,他的酒量就很大,这边喝进去,那边乙醇脱氢酶就把乙醇代谢了。有的人肝脏里乙醇脱氢酶分泌没有那么旺盛,他的酒量可能就很小,这和遗传相关。

当然,什么事情都要把握一个度,饮酒也要考虑量的问题。过量饮酒,超过了肝脏的处理能力,肯定会给身体带来危害。在过去,西方国家的很多患者存在肝硬化,这种肝硬化不是由肝炎引起的,而是由长期、大量饮酒引起的。当时很多西方人有大量饮酒的习惯,所以患酒精性肝硬化的比例很高。

现在大家对于健康越来越重视,也接受了很多健康的生活理念,所以国内这方面的情况就会好很多。在此提醒大家,如果饮酒,则一定要适量。

健康我来问

我国肝病情况如何呢?

专家说健康

我国的肝病从内科疾病来看,主要分为两部分,一部分是肝炎,另一部分是脂肪肝。1992年第二次全国乙型肝炎血清学调查显示,人群乙肝病毒表面抗原(HBsAg)阳性率为9.75%,这个比例很高了,所以说对我国人民群众的生命健康威胁最大的肝病是肝炎,其次是脂肪肝。

得了肝炎之后,它的转归有以下方向,一个方向是完全治好了,这是大家最希望看到的。接种乙肝疫苗可以预防乙型肝炎,预防乙型肝炎的效果如何,就要看体内是否产生抗体——乙肝病毒表面抗体(HBsAb)。如果自己并没有接种乙肝疫苗,但在进行病毒检测的时候发现体内存在抗体,即 HBsAb 呈阳性,就说明曾经被乙型肝炎病毒感染过,但由于身体的抵抗力比较好,把病毒清除了,体内产生了 HBsAb,代表获得了对乙型肝炎病毒的免疫力,HBsAb 是一种"好"抗体。

小贴士

我们日常所说的"乙肝五项"其实指的是乙肝病毒标志物,包括如下免疫学指标。

1. 乙肝病毒表面抗原:HBsAg。
2. 乙肝病毒表面抗体:HBsAb。
3. 乙肝病毒 e 抗原:HBeAg。
4. 乙肝病毒 e 抗体:HBeAb。
5. 乙肝病毒核心抗体:HBcAb。
6. 乙肝病毒核心抗原:HBcAg。

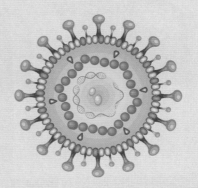

上面说的抗体是"好"抗体,还有不好的抗体,叫作乙肝病毒核心抗体(HBcAb),它的出现说明人体被乙肝病毒感染过,而且病毒还在体内,并没有被完全消灭。

肝炎往坏的方向发展,就会发展为肝硬化。肝硬化的表现包括腹腔积液(就是我们平时经常讲的"肝腹水")以及消化道出血(如呕血、便血),这都是由于肝硬化造成的门静脉高压引起的。肝脏有几条血管,其中一条血管进入肝脏,被称为门静脉,它为肝脏提供营养,一旦肝脏发生硬化,这条血管就不通畅了,肝脏纤维化阻碍了这条血管的血流,使血流速度减慢,造成整个血管系统压力增高。压力增高带来的后果是静脉曲张,在这种情况下如果吃东西不注意,血管很容易破裂,一旦破裂就会发生大出血,如果救治不及时,患者会有生命危险。在三十多年前,我曾经遇到一位患者,他在病房里突然发生大出血,从护士发现到医生来到病床边进行抢救,时间非常短暂,但是他的出血量很大,约为 3 000 毫升,这是患者的身体很难承受的,患者的心跳和呼吸很快就停止了,最终医生宣告抢救失败。当然,现在的医疗水平和之前相比有了大幅提高,如果出血量不是那么大,还是可以成功抢救的。

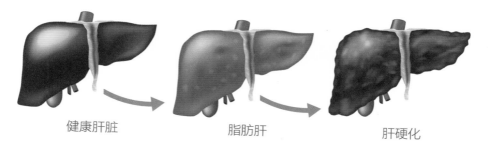

健康肝脏　　　　　脂肪肝　　　　　肝硬化

此外,门静脉高压还可以造成巨脾。什么叫巨脾? 我们体内有一个器官叫作脾,脾是人体的"血库",正常情况下脾脏很小,看不到、摸不到,但是发生了肝硬化门静脉高压之后,脾就会增大。脾可以大到什么程度? 正常情况下看不到、摸不到的脾可以长到盆腔中,整个肚子里面全是脾脏。湖北人对于血吸虫病并不陌生,血吸虫病在湖北算是一种常见的流行病,血吸虫病最主要的表现就是巨脾。脾增大会导致什么后果呢? 正常情况下脾贮存血液,但是当脾增大之后,它就会破坏体内的红细胞、白细胞、血小板。医学上有个俗语叫"三少",描述的就是红细胞减少了,白细胞减少了,血小板也减少了。那"三少"的后果是什么呢? 红细胞减少了,大家都知道后果是贫血,贫血的人往往没有精神、没有力量,无精打采;白细胞减少了,人的抵抗力就会变差,很容易患感冒,各种各样的病都来了;血小板减少了,人的凝血功能就会降低,有些人皮肤上经常是青一块紫一块,牙龈也经常出血,这就是凝血功能降低的表现。

一旦进展为肝硬化,这个过程就不可逆转了,所以我们一定要在肝炎和脂肪肝阶段将病情控制住。

肝硬化最危险、最可怕的结果就是癌变,也就是发展为肝癌。过去,当我还是一名年轻医生的时候,大家都将肝癌称为"癌中之王",是没办法治的。现在由于科学技术的发展,特别是外科技术的进步,肝癌可以手术切除,但是一定要早期发现,早期发现的肝癌目前治疗效果很好。

总体来说,"肝胆相照",肝和胆是没办法分开的。肝脏的常见疾病中,既有内科疾病,也有外科疾病,内科疾病和外科疾病相互联系。肝炎在早期属于内科疾病,需要到内科进行治疗,到了晚期,引起了我刚才讲的那一系列变化,如消化道出血、巨脾、癌变,就需要到外科进行治疗了。

健康我来问

您对于肝炎的预防有什么建议吗?

专家说健康

肝炎重在预防,其实所有的疾病都重在预防。我刚才讲过肝炎有很多种,在中国患病率最高的是乙型肝炎,乙型肝炎的主要传播途径为垂直传播和血液、体液传播以及性传播,此外还有医源性感染的可能性。在日常生活中,首先,要接种乙肝疫苗,这是保护我们不受病毒侵害的第一道防线。其次,不要共用剃须刀、牙刷等生活用品。当然,做好个人卫生是对健康的强大保护,尤其是手卫生,对于肝炎来说,"病从口入"一直是值得关注的重点。在做好个人卫生的基础上,还要注意食物、水源的清洁卫生，日常所有的餐具应该彻底清洗干净，有条件的情况下可以使用消毒柜对餐具进行消毒，当然还包括现在积极提倡的分餐制，上述措施都可以有效预防肝炎的传播。

有些人认为分餐制是西方的饮食方式，其实在中国古代就有了分餐制。我相信所有人一定都看过一些历史小说或者历史题材的影视剧，比如在电视剧《三国演义》中，就有很多宴会的镜头，大家都坐在自己的座位上，座位前放着一个餐桌，餐桌上是为每个人精心准备的美酒佳肴。你看，这和我们现在提倡的分餐制是不是如出一辙？所以说分餐制古已有之。

结　语

肝是我们体内的"化工厂"，胆负责浓缩和储存胆汁，两者密不可分，只有肝胆健康，我们的身体才能健康。让我们一起用科学的方法保护肝胆吧！

作者简介

袁玉峰

　　陈孝平院士健康科普工作室专家库及武汉市健康科普专家指导委员会成员,武汉医学会腔镜外科学分会主任委员。武汉大学中南医院教授、博士研究生导师、主任医师。

小心肝脏闹别扭

武汉大学中南医院　袁玉峰

在现代社会中，酗酒和熬夜已经成为许多人生活中的一部分。当我们沉迷于酒精、通宵达旦工作或娱乐时，可能并没有意识到，我们的肝脏正悄悄受到伤害……

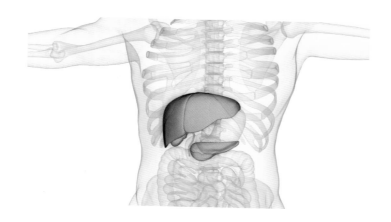

导 语

中医认为,肝脏是人体重要脏腑之一,主疏泄,具有储藏血液、调节情志、维护气血畅通等功能。根据中医理论,饮酒过量可以导致肝气郁结,阻碍气血运行,进而影响肝脏的功能和健康。《黄帝内经》言:"人卧则血归于肝",认为睡眠有利于肝脏的代谢和机体修复。

健康我来问

饮酒和酗酒,有没有比较科学的界定,什么是饮酒,什么是酗酒?

专家说健康

目前,在医学上对于饮酒和酗酒没有一个科学的界定。一般来说,饮酒是指摄入酒精的行为;酗酒是指长期、无节制、过量饮酒。那么,酒精摄入量超过多少可以认为是酗酒呢? 目前对于酗酒的酒精摄入量也没有统一的标准,具体因人而异。如果长期过量饮酒导致认知障碍或者身体功能损害,就可以认定是酗酒。

肝脏是人体非常重要的代谢器官。人体吸收的一些有毒物质,主要通过肝脏、肾脏进行代谢,其中肝脏占主导位置。人体摄入的酒精主要在肝脏代谢,只有酒精在肝脏中全部代谢为水和二氧化碳,才不会对人体造成伤害,所以肝脏是最重要的解酒器官。

健康我来问

常言道"肝不好，一臭二黄三多"，这种说法有道理吗？

专家说健康

老百姓总结的"肝不好，一臭二黄三多"是有一定科学道理的。

"一臭"，是指口臭。肝脏功能不佳的患者，体内甲硫氨酸的分解受到干扰，会产生大量的氨和硫化物，这些物质由口腔及呼吸道排出，就会导致口臭。

"二黄"是指皮肤黏膜发黄、尿液发黄。如果肝细胞受损，会导致胆红素代谢紊乱，一些游离胆红素会随着血液循环回到血液中，导致人的皮肤黏膜或巩膜黄染，游离胆红素随血液流经肾脏则导致尿液发黄。

"三多"是指出血多、疼痛多、乏力多。首先是出血多，人体内一些重要的凝血因子是在肝脏合成的，患有肝病的患者，特别是肝硬化患者，合成的凝血因子不足或者出现脾功能亢进后引发血小板减少，就很容易出血。其次是疼痛多，肝功能异常的患者容易出现胆囊病变，刺激组织包膜，引起右上腹疼痛。最后是乏力多，由于肝脏对蛋白质、脂肪等营养物质的代谢功能受损，导致肝病患者食欲减退，进而出现乏力症状。

上述症状可以视为肝脏发出的疾病预警信号，可以帮助大家尽早发现肝脏问题。

健康我来问

熬夜对肝脏健康有影响吗？

专家说健康

　　"爆肝"是一个网络流行用语,一般指熬夜会损伤肝脏。"爆肝"并非真正意义上的肝脏破裂,而是通过夸张的说法来提醒大家少熬夜。长期熬夜对肝脏的代谢甚至整个机体的代谢都会产生负面影响,正常人每天至少应保证6小时的睡眠时间。长期熬夜使肝脏、大脑、心脏等重要器官超负荷工作,导致这些重要器官功能受损。因此,保持充足的睡眠对维护肝脏和身体健康至关重要。

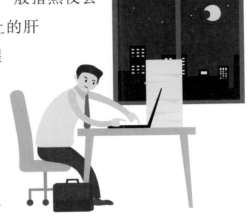

健康我来问

　　经常运动可以抵消酗酒和熬夜对肝脏的伤害吗?

专家说健康

　　平时身体素质好并不代表肝脏功能一定好,主要取决于肝脏本身是否存在基础疾病。如果本身患有严重的脂肪肝或病毒性肝炎,甚至肝纤维化,即使经常运动,也无法避免肝功能受损。此外,长期大量饮酒会损伤肝脏,导致肝炎、肝硬化等严重问题。酒精还会影响其他器官,

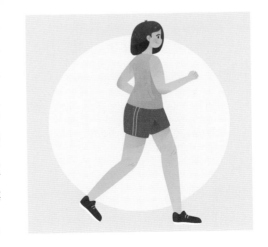

包括心脏、大脑和胰腺。长期熬夜导致的睡眠缺乏会影响认知功能以及免疫系统和心血管系统功能，并增加多种疾病的发病风险。尽管保持良好的运动习惯是健康的表现，但忽视其他健康生活方式仍可能导致长期健康问题。维护健康应当从多方面入手，均衡饮食、适量运动、充足睡眠以及避免不良生活习惯，这些都是不可或缺的。

小贴士

"肝脏会在凌晨三四点钟排毒"，这种说法科学吗

肝脏 24 小时都在"工作"，白天和夜间都在发挥解毒功能。我们应该规律作息，当我们休息时，身体的器官会处于低负荷状态，这样对身体是最好的。部分人如果晚上需要值夜班，那么白天就应该适当休息，让体内的器官也得到"休息"。

健康我来问

哪些人属于肝病高危人群？

专家说健康

肝病高危人群主要有以下三类：首先是长期大量饮酒者，酒精会对肝脏造成损伤，严重者导致肝硬化，建议限制酒精摄入。其次是肥胖人群，尤其是有代谢综合征（包括糖尿病、高血压和高血脂）的人群，研究显示肥胖人群中有 90% 患有不同程度的脂肪肝，这类人群应动态关注自身的肝脏情况，避免摄入高脂、高糖食品，适当增加水果和蔬菜的摄入，加强运动，保持健康的体重。最后是有基础肝病的人群，如乙型肝炎感染者、丙型肝炎感染者，这类人群应该定期检查肝功能、凝血功能以及肝

脏 B 超等,不建议等出现症状后再到医院治疗。

健康我来问

对于老年人和孕妇,有哪些保肝护肝的建议?

专家说健康

老年人 特别是有基础肝病的老年人,一定要高度关注肝脏健康,具体建议如下。首先,养成健康的饮食习惯,增加富含抗氧化剂食物的摄入,如水果、蔬菜和全谷物,减少油腻、高脂和高糖食物的摄入。其次,定期进行适度运动,如散步、瑜伽或游泳,有助于维持体重并促进整体健康。再次,避免过量饮酒,酒精是引发肝脏疾病的主要原因之一,老年人应该限制饮酒,或遵循医生的建议戒酒。最后,定期检查,随着年龄的增长,定期进行肝功能检查就显得非常重要,尤其是对于有肝脏疾病家族史的人群。

孕妇 首先,应该做好孕期的健康检查,对于患有乙型肝炎的孕妇,建议在医生的指导下进行阻断;对于孕前患有严重脂肪肝的孕妇,也需要特别关注,因为孕妇在孕期由于内分泌以及基础代谢的变化,会导致脂肪肝更加严重。其次,均衡饮食,确保孕期摄入足够的蛋白质、维生素和矿物质,特别是富含 B 族维生素和铁的食物,以维持肝脏健康。还需要注意避免摄入某些食物,如生或半熟的肉类和鱼类,以及含有高水平维生素 A 的食物(如肝脏),因为这可能对胎儿造成伤害。再次,限制药物摄入,应该在医生的指导下使用药物,避免不必要的用药,因为许多药物会经过肝脏代谢,可能给肝脏带来额外压力。最后,保持适当的体重,避免孕期体重增长过快,以减少妊娠糖尿病和妊娠高血压的风险,这两种状况都可能影响肝脏健康。

健康我来问

如何区分肝痛和胆痛？

专家说健康

肝所在的区域在右上腹，肝痛主要体现为右上腹疼痛。在中国，胆道疾病引发的疼痛大多与结石相关，以绞痛为主，呈阵发性，主要是由结石堵塞胆管所致，较少出现胀痛的情况。胆道疾病的疼痛程度会强于肝脏区域的疼痛。在临床上，医生通常是通过 B 超对两者进行鉴别，如果肝脏无异常，胆道有结石，那就是胆痛；如果胆道无异常，肝脏有异常，那就是肝痛。

健康我来问

肝病会遗传吗？

专家说健康

部分肝病有一定遗传倾向。对于脂肪肝而言，如果是因为脂肪代谢的原因导致的脂肪肝，则与基因中脂肪代谢的强弱有关，这与高血压、糖尿病具有遗传倾向一样。对于有家族史人，在生活中应该注意减少高脂食物的摄入，同时进行一些运动干预，减少不利因素的影响。对于因父母患有肝炎而导致子女也患有肝炎的情况，我们不称为遗传，而是称为垂直传播。父母有肝炎，子女也有一定概率得肝炎，因而需要采取一些措施进行阻断，尤其是在母亲怀孕时，从而避免垂直传播。

健康我来问

对于一些比较严重的肝病患者,目前有哪些合适的诊疗方法?

专家说健康

在过去几十年中,随着医学技术的不断发展,肝脏疾病的诊断和治疗已经有了很大进展。过去肝脏疾病的诊断主要依靠超声,类似于CT、磁共振等先进的检测设备非常缺乏。随着医学影像学的不断发展,CT、磁共振在临床上应用越来越广泛,对肝脏疾病的早发现、早诊断起着至关重要的作用。如果在诊疗过程中怀疑患者存在肝脏问题,一般先进行超声检查,因为超声检查是无创的,并且比较经济、便捷。如果通过超声检查确实发现了异常,可以进一步做CT和磁共振检查来明确诊断。

在治疗手段方面,要依据疾病的种类和严重程度进行分类、分层。对于轻度脂肪肝患者,如果肝功能正常,可以通过调整生活方式,如清淡饮食、加强运动等进行改善。如果已经发展到肝纤维化、肝硬化阶段,甚至发生癌变,建议去相应专科针对原发病和并发症进行治疗。

结　语

肝脏作为人体重要的代谢器官,对人体健康的重要性不言而喻。养成良好的生活习惯,如均衡饮食、规律作息,加强运动、定期体检、戒烟限酒等,均有利于维护肝脏健康。

作者简介

熊枝繁

  陈孝平院士健康科普工作室专家库及武汉市健康科普专家指导委员会成员,武汉医学会常务理事。华中科技大学同济医学院附属梨园医院教授、博士研究生导师、主任医师。

破除谣言，保"胃"健康

华中科技大学同济医学院附属梨园医院　熊枝繁

　　一日三餐，一年四季，吃饭让我们获得充沛的能量以应对不同挑战，也让我们和家人在一起分享美食，享受温馨时光。这一切，都有胃的默默陪伴……

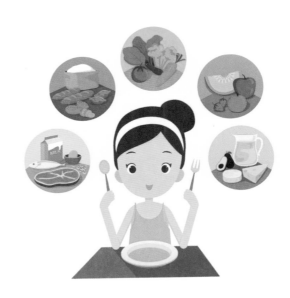

导 语

　　从食物进入嘴巴的那一刻起，它就开启了一段惊心动魄的消化之旅，它要经历消化系统的重重关卡，从口腔、食管到胃和肠道，它将转变面貌，化身为营养物质被人体吸收，而最终的产物将通过肛门离开人体，宣告旅行的结束。

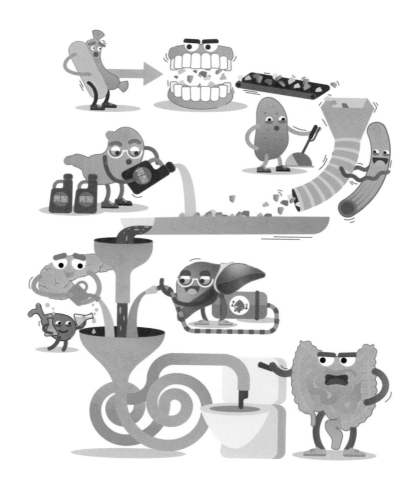

健康我来问

大家常说的"胃肠道疾病"是不是指的就是胃和肠两个器官的疾病?

专家说健康

不是,实际上我们在日常生活中提到的"胃肠道",指的是整个消化系统,而所谓的"胃肠道疾病",指的是所有消化系统疾病。

健康我来问

消化系统包括哪些组成部分呢?

专家说健康

消化系统包括两大部分。首先是管道系统,包括肠道系统(口腔、食管、胃、肠以及肛门)以及胆道系统(胆囊、胆管);其次是腺体,小腺体分布在整个胃肠道黏膜上,大腺体则有唾液腺、肝脏和胰腺。

健康我来问

很多朋友说"我的脾胃不太好",还有一些朋友说"我的肠胃不太好",这两种说法好像指的都是消化系统的问题,到底哪种说法更准确?

专家说健康

两种说法都对,只是站的角度不一样,"脾胃"是中医的说法,范围要相对广泛一些,"脾胃不太好"除了包括消化系统本身疾病引起的不适外，还包括全身其他部位疾病导致的消化系统不适。"肠胃"是西医的说法，"肠胃不太好"指的是消化系统本身疾病导致的不适。

健康我来问

消化系统有哪些常见疾病？

专家说健康

消化系统的管道系统有两个，即肠道系统和胆道系统，另外还包括腺体。以上所说的这些器官组织出现的病变都可以引起消化系统疾病，如食管炎、胃炎、消化性溃疡、肝炎、胰腺炎，都是消化系统的常见疾病。当然，消化系统肿瘤也很常见，如食管癌、胃癌、肠癌、肝癌、胰腺癌，这5种肿瘤的发病率都比较高。

健康我来问

肿瘤应该算是消化系统中最严重的疾病了吧？

专家说健康

病从口入，整个消化系统是体内最容易得病的地方。实际情况是一般的疾病有很多，如胃炎、食管炎；严重的疾病也有很多，如重症胰腺炎、肝衰竭，这些严重疾病的死亡率并不亚于心肌梗死。目前，死亡率非常高的两种肿瘤，即肝癌和胰腺癌，就属于消化系统肿瘤。

健康我来问

据我所知，胰腺癌的死亡率非常高，对吧？

专家说健康

是的,胰腺癌是恶性程度非常高的肿瘤,常在不知不觉中发生,很多患者往往表现为胃部不适。胰腺癌发展非常迅速,目前的死亡率相当高。

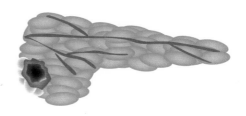

健康我来问

消化系统肿瘤,除外遗传因素所致,病变是否都有一个从健康状态逐渐恶化的过程,这个过程到底是怎样的?

专家说健康

除外遗传性疾病,人生下来,其器官都处于正常的生理状态。从简单的疾病演变到比较严重的疾病,多半要经历漫长的过程,以消化系统为例,首先是急性炎症,急性炎症以后,接下来就是慢性炎症,在慢性炎症的基础上有可能出现一些继发问题,如肠上皮化生、不典型增生,进而发展到癌前病变,接下来就会转变成癌。

健康我来问

引发上述病变的原因是什么?

专家说健康

引发上述病变的原因有很多,首先是感染,除外遗传因素,上述病变多半是从感染开始的。其次是生活习惯,不良的生活习惯可以导致机体癌基因增强。最后是环境因素,如生活环境中的一些有害物质含量过高,也可以引发上述病变。

健康我来问

哪些不良饮食习惯容易导致消化系统疾病?

专家说健康

很多不良饮食习惯与消化系统疾病,尤其是消化系统恶性肿瘤相关,如果能够纠正这些不良饮食习惯,就有可能减少疾病的发生。

第一个不良饮食习惯是饮食不卫生。我们都知道"病从口入",饮食的卫生对于维护健康至关重要。如果食用了不卫生的食物,就有可能出现急性肠炎、急性胃炎等疾病。

第二个不良饮食习惯是饮食无规律。长时间不进食或者暴饮暴食等无规律的饮食习惯会导致一系列消化系统疾病,如急性胰腺炎。所谓的"规律进食"其实很简单,即每日三餐时间相对固定,每餐时间分配合理,吃七八分饱,避免过饥或过饱,也就是我们常说的"定时、定点、定量"。

第三个不良饮食习惯是经常食用刺激性食物。刺激性食物要尽量少吃,最好不吃,尤其是对于本身就存在消化系统疾病的人,这些食物会对消化系统产生强烈刺激。

第四个不良饮食习惯是烟酒嗜好。一方面,烟酒对消化系统具有刺激作用;另一方面,烟酒会通过其中所含的有害物质引发癌变。

第五个不良饮食习惯是嗜食腌制、熏制等食物。一方面,上述食物含盐量高;另一方面,上述食物存放时间比较长,不利于健康。我们提倡减少此类食物的摄入,多吃新鲜的蔬菜和水果。

第六个不良饮食习惯是嗜食滚烫的食物,如在我国的一些地方大家喜欢饮用滚烫的茶水，这和食管癌的发生密切相关。

此外，一些不良生活习惯也会对消化系统产生不利影响，如睡眠不足和心理情绪问题等。

健康我来问

有些人说"不吃早餐，容易得胆结石"，有些人说"吃了早餐，才容易得胆结石"，还有些人说"吃不吃早餐完全看个人习惯，如果不吃，也不用改变"，到底哪种说法是正确的？

专家说健康

这里面其实涉及两个问题，第一个问题是不吃早餐是否会引发胆结石，第二个问题是我们到底要不要吃早餐。

首先回答第一个问题。如果不吃早餐，肯定容易得胃病，同时的确容易得胆结石。原因很简单，人把食物吃进去，通过消化吸收，把营养物质运输到全身器官组织。食物中的脂肪要靠胆汁来消化，胆汁由肝脏分泌，储存在胆囊中，当人进食后，胆汁才排入十二指肠，如果不进食，胆汁就一直在胆囊中储存、浓缩。如果一个人一晚上没有进食，第二天又不吃早餐，那么胆汁在胆囊中已经存在了 12 小时，再加上午饭之前的几个小时，胆汁长时间停留在胆囊中就容易发生淤积，形成结石。

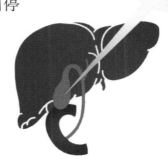

接下来回答第二个问题，是不是可以一直不吃早餐。如果一个人从小就是一日两餐，那么这种

饮食习惯即便持续下去，对他的健康也不会产生太大的不利影响。但是我们中的大多数人，从小到大的饮食习惯还是以一日三餐为主，我们的身体已经适应了这种饮食模式。在这种情况下不吃早餐，对健康肯定是不利的，所以我们更推荐一日三餐的饮食方式。

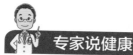

有种说法是"早上吃好，中午吃饱，晚上吃少"，这种说法正确吗？

不同人群在三餐食物的分配上是有细微差别的。如果对象是处于生长发育阶段的儿童，"早上吃好，中午吃饱，晚上吃少"相对比较合适；如果对象是成年人，尤其是中年人，应该是"早上吃好，中午吃好，晚上吃少"；如果对象是老年人，应该是"早上、中午吃好又吃少，晚上要吃少"，也就是说老年人每餐七八分饱就够了，吃多了反而会引发疾病。

我刚刚注意到一个细节，不管是儿童、中年人还是老年人，晚餐都建议少吃，为什么呢？

消化系统主要负责消化、吸收营养物质，为人体的活动提供能量。早上要吃好，但不要吃得太饱，因为上午工作量相当大，如果早上吃得很饱，大量血液进入消化系统参与消化，工作效率就会下降。中午可以吃得饱一点儿，因为很多人有午休的习惯，中午休息一下，下午再工作的时候食物已经消化了一些，不会影响下午的工作效率。晚上吃少一点儿，是由于大多数人晚餐之后不会再进行运动了,如果晚餐吃太多,热量就会超标,不利于健康。

健康我来问

还有一种说法"人在虚弱的时候应该吃清淡的食物",这是真的吗?

专家说健康

虚弱实际上有两种状况,一种情况是觉得自己没有劲儿,这里首先要考虑是否存在疾病。如果确实存在消化系统疾病,且医生建议这段时间要吃得清淡一些,那么就没有问题,听医生的话就好。另外一种情况是觉得自己很劳累,又排除了疾病的情况。在这种情况下建议大家应该多补充一些营养物质,如优质蛋白,此时如果过分强调清淡饮食反而会加重疲劳感。

健康我来问

在体检中,很多人需要进行碳-13/14呼气检测,这项检测的作用到底是什么?

专家说健康

碳-13/14呼气检测的主要作用是检测我们是否存在幽门螺杆菌感染。幽门螺杆菌由消化科医生 Warren 和病理科医生 Marshall 首次从人体胃黏膜中分离,他们发现了幽门螺杆菌在胃炎、胃溃疡等疾病中的作用,并因此获得了 2005 年诺贝尔生理学或医学奖。幽门螺杆菌是革兰氏阴性杆菌,通过粪-口、口-口传播,一旦进入人体,就会定植在胃黏膜处长期生存。幽门螺杆菌的自然清除率很低,通过人类自身的免疫力很难将其清除。

进入人体的幽门螺杆菌会在胃里"兴风作浪"，它会释放毒素使胃黏膜上皮细胞坏死，导致胃黏膜萎缩、引发溃疡。这种损伤如果长期持续存在，就有可能引发胃癌，所以幽门螺杆菌与慢性活动性胃炎、消化性溃疡以及胃癌关系密切。目前，我国人群中幽门螺杆菌的感染率超过50%，我国针对幽门螺杆菌的干预率为40%~90%。

健康我来问

针对幽门螺杆菌的主要治疗方法是什么？

专家说健康

根据《第五次全国幽门螺杆菌感染处理共识报告》，目前针对幽门螺杆菌的治疗药物包括质子泵抑制剂，即我们常说的"拉唑类药物"，包括奥美拉唑、兰索拉唑、泮托拉唑、雷贝拉唑、埃索美拉唑；铋剂，如胶体果胶铋；在此基础上再加上两种抗生素，如克拉霉素、阿莫西林、甲硝唑、氧氟沙星。应用上述药物治疗幽门螺杆菌感染，即所谓的"四联疗法"，整体治疗时间为10~14天。

健康我来问

幽门螺杆菌感染可以被根治吗？

专家说健康

　　幽门螺杆菌感染是可以被根治的。刚才提到,四联疗法的整体治疗时间为 10~14 天。如果在幽门螺杆菌感染高发区,疗程就是 14 天;如果在幽门螺杆菌感染低发区,疗程就是 10 天。经过科学规范的治疗,幽门螺杆菌可以被彻底清除。这里提醒大家,如果想根治幽门螺杆菌感染,建议和家人共同治疗,这样才不会发生相互感染的情况。

 健康我来问

　　市面上有很多宣称能够"治疗"幽门螺杆菌的牙膏,这是真的吗?

 专家说健康

　　从医学角度出发,治疗幽门螺杆菌感染的规范方法就是上面提到的"四联疗法",四种药物均采用标准剂量口服,持续 10~14 天,这样才能根治。即便将上述四种药物全部加入牙膏中,但它们也仅是作用于牙齿表面,并非口服进入人体,治疗作用应该说微乎其微。

 健康我来问

　　一直听人说"养胃",那"养胃"到底应该遵循什么原则呢?

 专家说健康

　　实际上,我们日常所说的"养胃",是指使消化系统处于一种良好的状态,在健康饮食的基础上让我们能够想吃什么就吃什么,吃进去的食物能够得到有效的消化吸收,同时消化系统没有病变。如果采用的方法既不能吃,又影响营养物质的消化吸收,还可能导致消化系统疾病,那就不叫"养胃"。想要使消化系统处于良好状态，在生活习惯上确实有一些需要注意的地方。

首先，在日常生活中应该规避刚才提到的几个不良饮食习惯，在日常饮食中，不要吃得太咸。说到均衡饮食，其实我们可以多吃一些时令蔬果，适量摄入肉类、蛋类和水产品，让我们的饮食种类丰富起来。现在越来越多的人开始重视膳食纤维的摄入，蔬菜、水果和粗粮都含有比较丰富的膳食纤维，在饮食中可以重点添加。年轻人非常喜欢吃夜宵，这不仅不符合晚餐要吃得少一点儿的建议，还会加重消化系统的负担；高温煎炸类食物也深受年轻人的喜爱，但这些都会对消化系统产生不利影响。

其次，有些人患有基础疾病，需要服用药物治疗，部分药物对消化系统具有刺激性作用，如阿司匹林。这里给大家两个提示：第一，用药一定要遵医嘱，不要自行用药；第二，如果有消化系统疾病，一定要和医生及时沟通，这样医生在开具处方的时候就会选择一些对消化系统比较"友好"的药物。

最后提醒大家，现在生活节奏快，大家压力都很大，此时我们更要保持积极乐观的心态，因为压力大、情绪低落，再加上过度劳累，这些都会影响消化系统的健康。

健康我来问

相信很多人存在便秘问题，有些人甚至是五六天不排便，针对便秘，您有什么好的建议吗？

专家说健康

严格来说，便秘不是疾病，而是一种症状，很多疾病可以引发便秘。

便秘既和饮食有关（饮食中是否摄入了足量的膳食纤维），也和运动有关，还和精神状态、年龄有关，如很多老年人存在便秘问题（部分老年人还存在腹泻问题）。

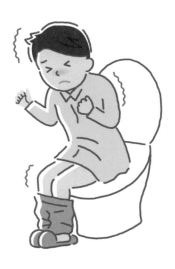

正常情况下，排便的频率因人而异，从每天2次或3次到每周2次或3次，也就是说每天解2次或3次大便是正常的，每周解2次或3次大便也是正常的。如果说5天或6天解一次大便，那肯定存在便秘。在这种情况下，建议去医院就诊，可以进行便常规和肠镜等检查。在排除疾病的前提下，可以适当改变生活方式以改善便秘，如适当增加膳食纤维的摄入、多饮水、多运动，必要的时候可以在医生的指导下用药缓解。

小贴士

关于便秘的三点提示

首先，要养成良好的排便习惯，最好是在一天中相对固定的时间段排便，如起床后或者吃完饭以后。排便的时候应该专心，一边玩手机一边排便会导致便意延迟，建议大家排便的时候不要带手机。

其次，老年人一定要重视便秘问题，很多老年人因为排便时用力过大而引发心肌梗死。建议老年人不要默默承受便秘的痛苦，应该及时寻求医生的帮助。

最后，便秘不要自行用药，尤其是一些刺激性泻药，如番泻叶，长期使用这些药物会让肠道产生耐受性，越用效果越差，还会引发其他健康问题。

快问快答

Q:吸烟酗酒会损伤消化系统吗?

A:会。

Q:不良的生活习惯会引发消化系统疾病吗?

A:会。

Q:"规律饮食就是定点、定时、定量进食",这种说法正确吗?

A:正确。

Q:不吃早餐会引发胃病和胆结石吗?

A:会。

Q:"晚餐尽量少吃,对养生有好处",这种说法正确吗?

A:正确。

Q:"无论什么体质的人都适合清淡饮食",这种说法正确吗?

A:不完全正确。

Q:"幽门螺杆菌很难通过自身免疫力清除",这种说法正确吗?

A:正确。

Q:饭前便后洗手,可以有效预防幽门螺杆菌感染吗?

A:可以。

Q:得了胃病,可以去火锅店大吃大喝吗?

A:不行。

Q:"多吃粗粮有利于养胃",这种说法正确吗?

A:不完全正确。

Q:"保持良好的情绪,有利于调理胃肠道",这种说法正确吗?

A:正确。

结　语

　　想要拥有健康的身体，消化系统的健康不容忽视，而这和我们良好的饮食、生活习惯息息相关。保"胃"健康，刻不容缓。

作者简介

谭诗云

陈孝平院士健康科普工作室专家库及武汉市健康科普专家指导委员会成员,武汉医学会消化内镜学分会主任委员。武汉大学人民医院教授、博士研究生导师、主任医师。

张 姮

陈孝平院士健康科普工作室专家库及武汉市健康科普专家指导委员会成员,武汉医学会消化病学分会副主任委员。武汉市中心医院教授、硕士研究生导师、主任医师。

关注肠道　守护健康

武汉大学人民医院　谭诗云
武汉市中心医院　张　姮

肠道是人体最大的消化器官,承担着消化食物、吸收营养、维护免疫功能等重要任务。肠道被誉为"第二个大脑",其内部生态系统对人体的健康发挥着至关重要的作用……

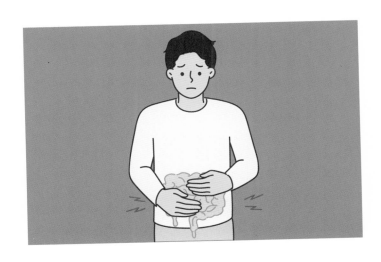

············· **导 语** ·············

在中医中，肠道被分为"大肠"和"小肠"，是人体重要脏腑，负责消化食物、吸收养分、排出废物。与脾、胃、肺等脏腑有着密切的关联，共同维持人体的健康状态。古人注重通过饮食来维护肠道健康。有"晨食饱，暮食少"的说法。

健康我来问

肠道是人体消化道中非常重要的部分，有哪些结构和功能呢？

专家说健康

肠道是人体内最大的消化器官，也是重要的排毒和排泄器官。肠道分为大肠和小肠两部分，它们在食物的消化和吸收中起着关键作用。

食物首先从口腔经过食管进入胃，在胃内食物被初步研磨后进入小肠，从而开始了食物的肠道之旅。小肠是最重要的消化和吸收器官，分为空肠和回肠。在小肠中有肝脏分泌的胆汁、胰腺分泌的胰液和小肠自身分泌的肠液来帮助完成食物的消化。大部分食物在小肠中被消化。

食物随着小肠的蠕动向前推进，然后从回肠进入大肠。大肠由盲肠、阑尾、升结肠、横结肠、降结肠、乙状结肠和直肠组成。大肠的蠕动将食物从升结肠推进到横结肠，再到降结肠、乙状结肠和直肠。在这一过程中，大部分水分和少量维生素被吸收，食物残渣变成粪便。直肠的主要功能是储存粪便，并产生神经信号传递至大脑触发排便反射，使肛门括约肌放松,直肠收缩,将粪便经过肛门排出体外。

肠道在人体消化和排泄过程中起着重要作用。小肠负责食物的消化和吸收,而大肠主要完成水分和维生素的吸收,以及粪便的形成、储存和排出。

健康我来问

有哪些常见的肠道疾病呢?

专家说健康

肠道会出现各种各样的问题,这些问题大致可以分为两大类,即器质性疾病和功能性疾病。

器质性疾病 所谓"器质性疾病",是指肠道发生了明显的病变,如感染、炎症、缺血、肿瘤。这些疾病通常会导致明显的肠道症状,如腹痛、腹胀、便秘、腹泻、便血。日常生活中最常见的就是吃了不卫生的食物,引起肠道细菌、病毒或寄生虫感染,也就是急性肠炎。随着年龄的增长,肠道息肉的发病率逐年上升,其中一类腺瘤性息肉与结肠癌的发生密切相关。统计显示,在大于 50 岁的人群中,腺瘤性息肉的检出率在 20%以上。还有一些与免疫相关的疾病,如炎症性肠病,主要是由于肠道免疫功能异常引起的。在炎症性肠病中,免疫系统会错误地攻击肠道黏膜,导致炎症和组织损伤。另外,肠道也会如心脏一样出现缺血性病变。大家都知道心肌梗死是心脏供血不足导致的,同样肠道也需要血液供应,如果血液供应不足,就会导致肠道缺血。一些有腹部手术史的人,肠管之间形成粘连,引起肠道梗阻,会出现腹痛、腹胀以及不能排便、排气的症状。这些疾病通常会损害我们的健康,应及早就医。

功能性疾病 所谓"功能性疾病",是指肠道没有明显的器质性病变，但出现了相关症状。我们身体内存在一个"脑-肠调节轴"，也就是说大脑分泌的一些物质可以调节肠道的分泌、运动以及感觉功能。如果脑-肠调节轴出现异常，就会引起肠道症状。比如一些患者可能在情绪紧张、受凉、进食刺激性食物后经常性出现排便前腹痛，伴随便秘或腹泻等不同症状，经过检查却发现肠道并无明显的器质性病变。这类疾病很普遍，特别是在年轻人中，通过改变不合理的生活及饮食习惯，症状往往可以自行缓解。

健康我来问

结直肠癌的发病情况如何，应该如何预防？

专家说健康

现状 从全球范围来讲，结直肠癌是一种很常见的肿瘤，在全球的发病率仅次于肺癌和乳腺癌，排名第 3 位。在我国，结直肠癌的发病率仅次于肺癌，位居第 2 位。在我国，83% 的结直肠癌患者在发现时已处于中晚期，甚至在这些晚期病例中，有 44% 已经发生了远处转移，如肝转移。

预防 实际上，我们可以做到在早期发现结直肠癌，甚至可以做到有效预防结直肠癌。90% 以上的结直肠癌是由结肠息肉演变而来的，所以定期进行结肠镜检查发现和切除结肠息肉是预防结直肠癌最有效的方式，尤其对于一些高危人群来说更加必要。在我国结直肠癌的发病率自 40 岁开始上升，所以推荐 40 岁以上的人群进行结直肠癌风险评估，特别是结肠镜检查。对于一般人群，目前推荐每 5~10 年进行 1 次高质量的结肠镜检查。对于一些高危人群，如家族中有人患有肠道息肉，以及有结直肠癌病史、慢性炎症性肠道疾病的人群，应该提早进行结肠镜检查。大家应该知道,结直肠癌是可以预防和控制的,只要我们能够进行早期筛查,就能够做到及早发现,避免病情进展到晚期。

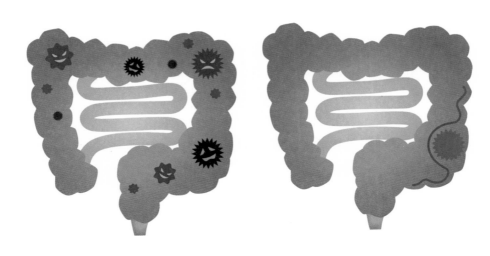

健康我来问

早期结直肠癌有哪些症状,哪些人是结直肠癌的高危人群呢?

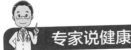
专家说健康

早期症状 虽然和很多肿瘤一样,结直肠癌早期没有明显症状,但还是有迹可循。结直肠癌最早出现的症状是"近期发生的大便习惯改变",大便习惯改变包括排便次数减少或增多、大便不成形或干结、排便时不尽感等,这种改变发生在最近一段时间内,原来没有或很少出现这种情况。这些症状往往很轻微,不容易被觉察。如果年龄超过 40 岁,出现了上述症状,就应高度关注。此外,便血也是结直肠癌的报警症状之一,许多人将便血误认为是痔疮发作而迟迟不去就医,导致延误诊断。因此,如果出现便血,不能确定是否为痔疮出血,应进行结肠镜检查,以明确诊断。一旦出现了消瘦、乏力、面色苍白,甚至肠梗阻的症状,说明肿瘤已进入中晚期。

小贴士

应该如何区分便血是痔疮还是结直肠癌导致的

一般来说，痔疮出血会在排便后，血液附着在大便表面，特别是大便比较干结时出现的肛门滴血。结直肠癌引起的出血，血液通常会与大便混合，有时大便会有特别的气味。此外，随着疾病的进展，结直肠癌患者还会出现其他症状，如体重减轻、消瘦、面色苍白和头晕。这些表现可能预示着肿瘤已经进入中晚期。

有一些结直肠癌的表现不太容易和痔疮鉴别，因此当出现可疑症状时，尤其是年龄大于 40 岁时，应该积极进行结肠镜检查。在临床实践中，医生遇到过一些患者，他们可能只是在排便后带了一点儿血，最终确诊为结直肠癌。

高危人群　首先是年龄，结直肠癌的发病率随着年龄的增加而增加。超过 50 岁的人群结直肠癌的发病率明显升高。其次是结直肠癌家族史，如果父母、兄弟姐妹、祖父母或其他近亲患有结直肠癌，那么本人患上结直肠癌的风险会增加。最后是不良的生活和饮食习惯，如高脂肪、低膳食纤维、高热量、高蛋白质饮食，吸烟、饮酒、缺乏运动，均会增加结直肠癌的发生风险。此外，如果合并某些疾病，可能增加结直肠癌的发生风险，如炎症性肠病、糖尿病。

健康我来问

在日常生活中有哪些行之有效的方法来维护肠道健康呢？

专家说健康

首先，要保持正常的排便，建议大家养成规律排便的良好习惯。有些便秘实际上是长期累积导致的结果，可能一开始有便意但没有及时解决，随着时间的推移，条件反射减弱，导致便秘越来越严重。因此，当有便意时，我们应该及时排便。

其次，要进行适度的有氧运动，如骑自行车、游泳，可以改善肠道功能。

最后，应该尽量少吃或者不吃不健康的食物，如烧烤类食物在制作过程中可能产生有害物质，刺激肠壁并导致肠道损伤；过咸的食物、过于油腻的食物、红肉以及加工肉类可能增加结直肠癌的发病风险。

日常生活中，推荐尽量食用新鲜食物，膳食纤维含量丰富的食物可以促进肠道蠕动，如蔬菜、粗粮。此外，鼓励大家采取健康的生活方式。

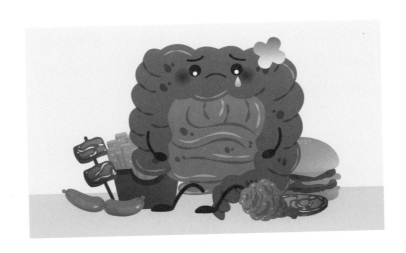

小贴士

饭后运动对肠道健康真的有帮助吗

常言道:"饭后走一走,活到九十九",但这个说法并非科学严谨。如果在进食后立即运动,部分血流会分散,导致肠道供血减少,影响消化功能。通常情况下,建议进食后先休息 20 分钟到半小时,然后再进行适当运动,这样更有助于维护肠道健康。

健康我来问

怎样排便才算规律?

专家说健康

每天 1 次的排便状态是非常理想的。判断排便正常与否,不仅要关注排便的频率,还要关注大便的形态。大便的形态可分为水状、糊状、软便、干结硬便。如果每天能够排便 1 次,呈黄色香蕉状软便并且能顺利排出,这便是理想的排便状态。实际上,很多人无法达到这个状态,对于大多数人来说,每天排便 2 次或 3 次或每周排便 2 次或 3 次,大便比较成形,这也是正常的。

健康我来问

哪些食物可以改善便秘?

专家说健康

大部分水果可以帮助排便,如香蕉,具有通便作用,并且富含钾,非常适合便秘人群食用。此外,苹果和葡萄也具有促进排便的效果。日常生活中推荐多食用含有膳食纤维的食物,因为膳食纤维可以促进肠道运动,对于便秘人群尤其有益,如蔬菜。如果存在排便次数增多的问题,则应该考虑摄入一些少渣食物。

健康我来问

有人说:"清晨起床清宿便有助于排肠毒",这个说法科学吗?

专家说健康

人们通常用"宿便"来形容前一天未排完的大便,但并没有科学依据。实际上,正常情况下,从食物进入口腔到形成粪便一般需要约30个小时,而一天的时间是24小时,因此并不是说我们每天排出的粪便一定是前一天进食的食物形成的,所谓"宿便"是一种不准确的说法。

粪便在肠道内的滞留时间相对较短,并不会像一些宣传所说的那样积聚成所谓的"宿便",更不会产生毒素。一些人可能因为听信了关于"宿便"的传言而采取一些不科学的排便方法,如灌肠或者滥用清肠药物,这种行为可能对本来正常的排便过程造成干扰,导致肠道功能紊乱。

健康我来问

"经常放屁说明肠道特别健康",这个说法正确吗?

专家说健康

排气是人体正常的生理过程,每个人都会放屁。如果不排气,可能导致肠梗阻。但是,排气过多也不正常,因为排气的频率和量与饮食、肠道生理功能以及运动量等因素有关。在某些疾病状态下,如慢性胆胰疾病和功能性消化不良,患者排气可能较多,这是由于疾病导致消化功能受到影响。过多摄入某些产气性食物,如红薯,也可能导致排气增加。此外,一些吞气症患者或精神紧张者可能因吞入过多的气体导致排气增加。因此,排气的量不是越多越好,如果排气过多,可能与疾病、饮食或紧张状态有关。

结　语

　　肠道对于人体的健康具有重要作用。养成良好的生活习惯,如均衡饮食、摄入充足的水分、减轻压力、适度运动,均有助于维护肠道健康。

作者简介

张进祥

　　陈孝平院士健康科普工作室专家库及武汉市健康科普专家指导委员会成员,武汉医学会急诊医学分会主任委员。华中科技大学同济医学院附属协和医院教授、博士研究生导师、主任医师。

汤绍涛

　　陈孝平院士健康科普工作室专家库及武汉市健康科普专家指导委员会成员,武汉医学会小儿外科学分会主任委员。华中科技大学同济医学院附属协和医院教授、博士研究生导师、主任医师。

腹痛其实不简单

华中科技大学同济医学院附属协和医院　张进祥
华中科技大学同济医学院附属协和医院　汤绍涛

腹痛,即俗语中的"肚子痛",是一种常见的临床症状,往往由身体某个部位的病变引起。几乎每个人都会出现腹痛,但看似常见的症状,病因却极其复杂,有些甚至有生命危险,一定不可小看它……

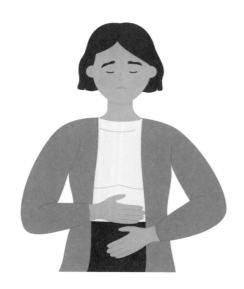

········· **导 语** ·········

　　腹痛指发生在剑突以下耻骨联合以上的腹部区域的疼痛,多由腹内组织或器官受到某种强烈刺激、损伤所致,也可由胸部疾病及全身性疾病所致。此外,腹痛还是一种主观感觉,腹痛的性质和强度,不仅受病变情况和刺激程度的影响,而且受神经和心理等因素的影响,即患者对疼痛刺激的敏感性存在差异,相同的刺激在不同的患者或同一患者的不同时期引起的腹痛,在性质、强度及持续时间上有所不同。

健康我来问

　　饮食不规律,往往会表现为胃痛、腹痛,胃痛和腹痛一样吗?

专家说健康

　　腹痛,是非常常见的临床主诉,可以这么讲,几乎每人都有腹痛的体验。简单来说,围绕肚脐周围的各种不舒适、疼痛,尤其是急性发作的疼痛,都可以认为是腹痛。胃痛,通常指左上腹区域的疼痛。

　　急性腹痛是一大类疾病的共同表现,它涵盖的范围很广,可能是受凉、生活习惯改变、饮食不洁等导致的胃肠道急性感染;也可能是致命性疾病的腹部表现,如腹主动脉夹层破裂、下壁心肌梗死、脏器急性穿孔。出现腹痛后,患者一定不要掉以轻心,特别是在节假日,亲朋好友相聚,极易出现饮食不节制、过量饮酒、进食刺激性食物等情况,容易引发急性腹痛。

健康我来问

腹痛大多是由哪些原因引起的?

专家说健康

腹痛的发生率非常高。从数据上看,因急性腹痛来就诊的,大约占到整个普通外科疾病的 30%,其中一部分需要手术治疗甚至是急诊手术治疗。通常情况下,腹痛可以由内科疾病、外科疾病、妇产科疾病、儿科疾病引起,但需要明确一点,腹痛可不仅是腹部的问题,全身其他部位的健康问题也会引起腹痛。

曾经有一位患者来到门诊,就诊原因是腹部不适、呕吐。但经过医生的细致检查和缜密分析,发现引发上述症状的原因竟然是急性闭角型青光眼导致的急性眼压升高。还有一位患者,也是因腹痛来医院就诊,在和医生描述病情的时候提到自己同时存在肩部不适,在医生的追问下,患者说自己偶尔也会出现心脏不适,于是医生建议他做心电图检查以排除心肌梗死的可能性。

对于患者来说简单的腹痛,背后的病因往往非常复杂,需要医生根据患者的表现和主诉进行鉴别。

小贴士

腹痛都是由胃肠道疾病引起的吗

对于腹痛,一定不能从胃肠道疾病的角度去看待。实际上,当我们说腹部某一区域疼痛时,会涉及多种不一样的不适感。如果是以胃肠道问题为主,会伴有其他胃肠道症状,如恶心、呕吐、腹泻;如果是以胰腺问题为主,多伴有明显的腹胀,以及背部疼痛;如果是以胆道问题为主,会伴有黄疸;如果是以炎症问题为主,可能伴有发热;如果是由穿孔导致的,会表现为非常剧烈的疼痛。

值得注意的是,不管腹痛是否由胃肠道疾病引起,从外科角度讲,持续6个小时腹痛不能缓解,就要高度重视了,这多半需要手术治疗。

腹痛病因的鉴别应该交给医生,患者需要注意的是腹痛发生的时间、持续的时间、腹痛的性质、有哪些伴随症状等,患者提供的信息越全面,越有利于医生的诊断和治疗。

健康我来问

出现腹痛,什么情况下需要紧急就医?

专家说健康

出现腹痛,一定要马上去医院吗?尤其是半夜两点钟,腹痛起来,患者起床都困难,还要往医院跑吗?针对这种情况,通常建议如果腹痛在1小时内不能缓解,就说明这不是一过性腹痛,一定要及时就医。如果腹痛的同时伴有明显的心慌或者其他心脏不适,那么观察时间就要缩短;如果腹痛的同时伴有肩部放射痛、恶心、呕吐、剑突下疼痛,则应该立即就医,否则患者很可能有生命危险。

健康我来问

就医时应该如何向医生准确描述腹痛情况呢?

专家说健康

腹痛可以由很多潜在病因引起，医生会进行认真鉴别，因此患者对于腹痛的准确描述就显得非常重要。

疼痛的程度 医生通常会采用视觉疼痛评分法，患者可以据此自评疼痛的程度。需要注意的是，疼痛程度存在个体差异，有些人对疼痛特别敏感。

疼痛开始的方式 如在晚上睡觉时突然发生腹痛并惊醒、正在吃饭或饮酒时突然发生腹痛，有些患者会说："我经常感到腹痛，今天早晨起床后腹痛逐渐加重，中午突然就痛得受不了"，这些描述对于医生的判断非常重要。

疼痛的诱因以及基础疾病 疼痛的诱因，即腹痛发作的起始阶段，患者吃了什么、做了什么、见了哪些人、到过哪些地方，这些细节信息有助于医生更准确地判断病因。

基础疾病，即患者既往存在的疾病，如高血压。如果一位高血压患者，近期未规律服用降压药，又频繁和朋友聚会，饮食无度，这个时候突发上腹部剧烈疼痛，医生往往会想到腹主动脉夹层，这是一种非常凶险的疾病，如果不及时治疗，患者会有生命危险。

健康我来问

明明是简单的腹痛，为什么医生建议做很多检查呢？

专家说健康

大家因为腹痛就诊，医生往往会建议患者做一些检查，如心电图、B超，有时候检查完成后医生依然无法告知患者引发腹痛的确切病因，这是为什么呢？要解答这个问题,我们就要回到疾病谱上来。腹痛不仅是腹部的问题,还可能是腹部以外的问题,甚至是全身问题。特别是对于老年人,可能由于身体反应相对钝化,描述不够准确,有时疾病已经发展到了一个比较严重的阶段而不自知,如道遥型胆囊穿孔,即胆囊都穿孔了,患者也没有什么感觉,但是炎症和脓毒症在持续进展。有时候适度做一些检查,是为了更好地进行诊断,进而指导精准治疗。

医生并不会没有重点地开具很多检查,而是会循序渐进地进行排查,比如先针对患者的表现开具血生化检查单,待检查单反馈提示部分指标异常时,再有针对性地开具其他检查,包括影像学检查。

还有一些检查,可能不止检查一次,如心肌梗死患者心肌酶水平会升高,但是下壁心肌梗死患者初始可能表现为胃痛、上腹痛,血液学检查心肌酶可能并未升高,心电图也没有明显变化。一旦医生通过经验判断患者很可能发生了下壁心肌梗死,则会安排其在一段时间后复查。

面对腹痛,医生会根据患者的具体情况进行动态判断,这个时候需要的是患者的理解和信任,只有这样才能帮助医生作出准确的判断,使患者在最短的时间内得到最有效的救治。

健康我来问

家长如何判断孩子是否出现腹痛？

专家说健康

孩子腹痛与成年人腹痛有很大不同,因为孩子无法准确描述疼痛的情况,病情判断完全取决于家长对孩子的观察。一般来讲,婴儿哭闹,在排除了饥饿、排尿、排便以及情感需求外,往往首先考虑疼痛。对于孩子腹痛,一个很重要的判断标准就是习惯改变,如哭闹不停、不吃东西,或者孩子平时晚上睡得很熟、很沉，突然晚上不睡觉了，平时在幼儿园午睡，突然不午睡了……这些改变都提示孩子可能存在腹痛，需要家长特别关注。还有一些表现也能提示腹痛，如饮食不洁引起的腹痛会伴随呕吐和腹泻；胃穿孔引起的腹痛会伴随哭闹、拒绝进食、腹胀。

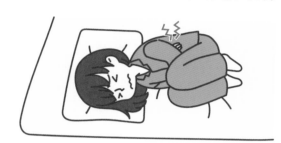

孩子发生急性腹痛会有哪些征兆？

专家说健康

孩子绝对不是缩小版的成人，如腹痛涉及妇科相关疾病比较少，家长主要是区分内科性腹痛还是外科性腹痛，如果是外科性腹痛，就涉及是否要做手术的问题。孩子的腹痛很大一部分是内科性腹痛，如大便没排好，孩子正常情况下每天要排 1 次或 2 次大便，如果某天没排大便，又出现了腹痛，那大概率排个大便腹痛就缓解了；还有一种可能是没吃好，如果突然改变饮食模式或品种、为婴儿大量增加辅食的品种，都会导致肠蠕动紊乱或肠道炎症反应，进而引发腹痛。孩子发生肠痉挛的情况比较多见。肠痉挛多是刺激造成的，一个是饮食刺激，一个是外界刺激。尽管这种疼痛看起来较重，但其实是一过性的，多数很快可以自行缓解。内科性腹痛还有肠系膜淋巴结炎，表现为肚脐正中痛，查体表现为不固定的压痛，B 超探查可发现淋巴结肿大（多由炎症引起）。

还有一些相对少见的内科性腹痛，如过敏性紫癜。过敏性紫癜是一种全身出血疾病，在儿童中多会表现为肠道症状，此时家长可以观察孩子全身或者双下肢是否存在出血点、是否存在过敏表现等。

外科性腹痛中以急性阑尾炎最为常见,此外还有胃穿孔、泌尿系统结石、胆结石等。外科性腹痛的病因中还包括蛔虫,现在总体上已经非常少见了。

小贴士

孩子腹痛,什么时候需要去医院

去不去医院取决于腹痛的程度和持续时间。有的时候,虽然疼痛剧烈,如肠痉挛引起的腹痛,持续一两分钟疼痛很快缓解,再观察一段时间疼痛完全消失;或者腹痛的同时伴有未解大便的情况,往往让孩子去解个大便,腹痛就会缓解,这些情况都不需要去医院。

如果腹痛的程度越来越重,持续 1 个小时未缓解,或者伴随其他症状,则建议家长带孩子及时就医。

健康我来问

女性发生腹痛,有哪些需要特别关注的?

专家说健康

腹腔脏器可以引起腹痛,相比男性,女性的腹腔中多了卵巢、输卵管和子宫,这些脏器的病变同样可以引起腹痛。

如果是孕期出现腹痛,建议准妈妈及时去医院就诊,因为腹痛不仅会威胁准妈妈的健康,也可能威胁胎儿的健康。

如果是在未孕状态下出现腹痛,对于育龄期女性,医生会问关于月经、性生活史等问题。女性一定要关注症状如何发生、围绕症状出现的一些变化，并将信息如实告知医生。

· ·　结　语　· ·

　　当出现腹痛时，一定不要惊慌，可以认真记录疼痛的部位、程度、持续时间、合并症状，如果观察一段时间后疼痛不缓解、逐渐加重，或者出现其他自己无法把握的情况，应该尽快就医，医生永远是大家健康的守护者。

作者简介

唐其柱

　　陈孝平院士健康科普工作室专家库及武汉市健康科普专家指导委员会成员。武汉大学教授、博士研究生导师、主任医师。

医生和你谈谈"心"

武汉大学　　唐其柱

心脏是人体的"发动机",它充满节奏地跳动,展示着生命的激情与力量。如果有一天,"发动机"出了问题,我们应该怎么办……

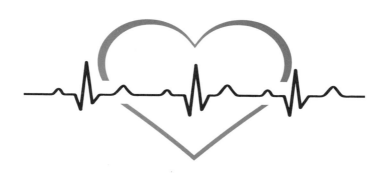

············· **导 语** ·············

在日常生活中,当我们表达自己的情绪时,经常会带一个"心"字。如高兴的时候会说"我真的非常开心",难过的时候会说"我真的非常伤心",家长教育孩子的时候会说"你要多用心",年轻男女看到中意的异性时会说"这是心动的感觉"。

健康我来问

刚刚我们说到的这些,如开心、伤心、用心或者心动的感觉,是不是医学上所说的"心"呢?

专家说健康

上面提到的这些"心",和现代医学中的"心"是两个完全不同的概念。我们平常所说的"心"一般涉及精神和意识领域。我们要在这篇文章中谈的"心",则是指人类的心脏。心脏是我们身体里的动力器官,人的生命能够存在,依赖心脏永不停息、有规律、有力地跳动,以此来维持全身的血液循环。

健康我来问

您刚刚提到了一个词——永不停息,那心脏一旦停止跳动,是不是就意味着它出现了一些小问题?

专家说健康

那可不是小问题！如果心脏停止跳动，我们的生命很可能就终止了。经常说某人的心脏停止了跳动，那就意味着他的生命就此终结。

健康我来问

经常听到老年人说"我有心脏病"，"心脏病"是一种具体的疾病，还是心脏相关疾病的统称呢？

专家说健康

"心脏病"是所有心血管疾病的统称。心脏病分为很多类型。从形态结构上看，正常人的心脏位于胸腔，一般心脏的大小和人的拳头差不多。心脏主要有两种活动形式，一种是电活动，心脏要有规律地激动；第二种是机械活动，心脏要有力地跳动。两者共同作用，为人体的血液流动提供动力，体现为心脏的泵血功能。目前的研究认为，心脏同时还是神经内分泌器官，也可能和天然免疫有关，是一个免疫功能相关的器官。

> **小贴士**
>
> 正常人的心脏，就如同一个拥有四个房间的豪宅。
>
> 四个房间分别是左心室和右心室、左心房和右心房。
>
> 房间的墙壁是由肌肉构成的，心房的肌肉比较薄，而心室的肌肉比较厚。
>
> 房间里有四扇门，分别是二尖瓣、三尖瓣、主动脉瓣和肺动脉瓣。
>
> 房间的供水系统主要包括主动脉和肺动脉。
>
> 房间的供电系统为心脏的电传导系统，其中最重要的是窦房结。

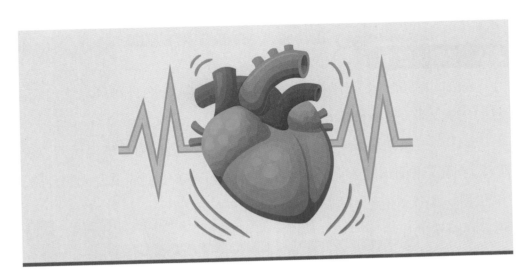

　　心脏的主要作用是泵血,推动血液流动,向器官、组织提供充足的氧气和营养以维持我们的生命。人体的重要器官都要靠心脏作为"动力泵"泵血,如果心脏的泵血功能减弱,就会慢慢形成心力衰竭;如果心脏突然停止跳动,就会发生猝死。

 健康我来问

　　有人将心脏比喻为维持人类生命的"发动机",那心脏跳动的动力是从哪里来的?

 专家说健康

　　在右心房的上部有一个结构叫作窦房结,它会发出电信号,犹如天然的起搏器,电活动通过结间束到达房室结,再通过希氏束继续传导至左右束支,指挥心房和心室的收缩与舒张,进而产生有规律的跳动。

 健康我来问

　　一颗心脏,从健康状态发展到病理状态是一个怎样的过程?

专家说健康

心脏的结构比较复杂,包括左右心室和左右心房,此外还有大血管。这其中每个部位发生病变都可能引发疾病。

人体有一条动脉被称为冠状动脉,它是专门负责为心脏提供营养的血管。在我们刚刚出生的时候,冠状动脉如同一条刚刚铺设完成的公路,路面宽广、坚实、平整。随着年龄的增长,在各种不利因素的影响下,这条公路逐渐出现各种问题,路面开始变得凹凸不平,这时血脂就会钻入其中的薄弱处,并吸引血液中的炎症细胞等物质一起在薄弱处安家落户、繁衍生息,进一步加重路面问题,如出现路面开裂(血管弹性变差)。路况差了,路上行驶的车辆速度就会减慢(血流速度减慢),这就是冠状动脉粥样硬化。

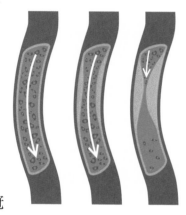

冠状动脉粥样硬化会导致两个严重后果。首先,供应心脏的血流减少,心脏得不到充足的血液供应,就会出现心肌缺血,表现为心绞痛。由于冠状动脉本身狭窄或供血不足导致心脏出现损害,被称为冠状动脉粥样硬化性心脏病,简称冠心病。

其次,如果有一天,这条公路上的薄弱处终于承受不住"坏分子"(栓子)的逐步扩张而突然破裂,"坏分子"就有可能堵住公路,导致车辆突然停止移动(心脏血流中断)。在这种情况下,心脏将会出现严重的缺血和坏死,导致致命的心肌梗死。

此外,心脏泵血的时候阻力增大,心肌会变得肥厚。长此以往,血管、心肌本身会出现很多问题,如炎症、变性。还有很多因素会对心肌产生影响,如原发性或继发性心肌病。

刚才也介绍过,心脏还有瓣膜结构,如二尖瓣、三尖瓣,瓣膜有可能出现狭窄或者关闭不全,就会出现瓣膜性心脏病,这也很常见,其中以风湿性心脏病比较多见。各种因素长时间作用,导致心脏的搏动功能减弱,最终将出现心力衰竭。

健康我来问

目前,我国的心血管疾病发病情况如何?

专家说健康

在我国,心血管疾病是严重危害人民健康的疾病。党和国家历来高度重视人民健康,经过不懈努力,到 2006 年,我国的人均寿命达到 70.6 岁,从 2006 年到 2016 年,我国的人均寿命仍在提高,但是增速放缓,10 年增加了 1.4 岁。我国人均寿命前期快速提高的主要原因有两个:一是急性传染性疾病发病率大幅下降;二是新生儿死亡率下降。之后,我们的生活方式逐渐发生了改变,慢性非传染性疾病,特别是心血管疾病的发病率逐渐增高,故我国人均寿命增速放缓。最近几年,随着健康科普知识的传播,人均寿命继续稳步提高,到 2021 年我国人口平均预期寿命达到 76.34 岁。目前,心血管疾病依然是严重危害人类健康的疾病,《中国心血管健康与疾病报告 2019》显示,我国现有心血管疾病患者 3.3 亿,冠心病患病人群达到 1 100 万,高血压患病人群约 2.45 亿,可见心血管疾病的发病率非常高。

心脏病会导致电活动异常,如发生严重的心律失常,特别是心室颤动,有可能发生猝死;还可能导致严重的心肌梗死,甚至心脏破裂;由于长期的心脏损害,还会导致心功能不全、心力衰竭。心力衰竭会严重影响身体健康,有可能导致患者死亡。根据2017年的一项调查结果显示,心脑血管疾病所致死亡在总死亡原因当中,在农村已经达到45.91%,在城市也已经达到43.56%,占比很高,是第一位死亡原因(第二位是恶性肿瘤,第三位是慢性呼吸系统疾病)。所以我们要高度重视心血管疾病。

健康我来问

很多朋友说"现在生活条件好了,心血管疾病的发病率也高了",这两者之间有直接关系吗?

专家说健康

两者确实是相关的。这里我可以和大家分享一个案例。在20世纪六七十年代,在芬兰首都很难看到老年男性。这是由于男性在刚刚接近老年的时候就会因为严重的冠心病发作而过早死亡。在芬兰北部地区,经过长期的调查发现,男性吸烟和大量吃黄油的情况比较严重,经过十年的时间,通过各种方法,该地区男性吸烟人群所占比例从50%下降到20%,大量吃黄油人群所占比例从90%下降到20%,心血管疾病的发病率和死亡率大幅下降,到了20世纪90年代,在心血管疾病的发病率、患病率以及死亡率方面,芬兰和其他欧洲国家就已经接近了。

我分享这个案例是想告诉大家,心血管疾病是可以预防的。心血管疾病的预防分为三级,也就是我们经常听到的三级预防。对于健康人群,要规避各种可能损害心脏健康的危险因素,这是一级预防;如果已经出现了危险因素,就要防止心血管疾病的发生,这是二级预防;如果已经发生了心血管疾病,就要预防疾病加重,这是三级预防。根据情况对心血管疾病进行逐级预防和控制,是能够取得成效的。

健康我来问

我前几天看到一则新闻报道说有个小伙子天天运动,突然有一天就在运动场上猝死了。像这种经常运动的年轻人为什么会发生猝死呢?

专家说健康

我们经常听到一句话——生命在于运动,这是对的,但是生命不在于剧烈运动,而在于有规律、科学的运动。运动是为了健康,本身已经患有严重疾病,如心力衰竭、冠心病,这个时候就不适于进行高强度运动。

一些人会在运动中发生猝死,他们有可能患有基础心脏疾病。高强度的运动,加上交感神经兴奋,最终导致心脏停搏、猝死。

刚刚提到的那则新闻,我认为可能这个小伙子本身就存在心脏方面的问题,如冠心病、心肌病,或者严重的心律失常,在运动中或者应激情况下疾病被诱发,导致猝死。对于存在这种情况的人,应该进行心血管疾病的二级或者三级预防。

建议大家在运动前要对自己的心脏情况,甚至整体健康状况有所了解,明确适合自己的运动方式以及运动量,必要的时候可以咨询医生获得专业建议。如果一个人存在心功能不全,这种情况下进行强度不大的规律运动就好,如散步、打太极拳。只有身体能够承受的运动,才是对健康有促进作用的运动,长期、高强度、超过身体承受能力的运动很可能引发健康问题。

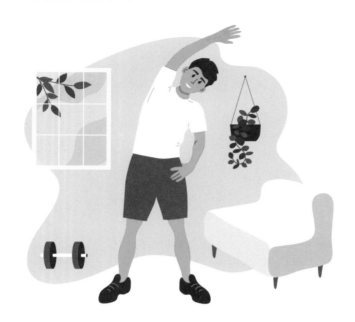

 健康我来问

预防心血管疾病，在日常生活中需要注意什么？

 专家说健康

预防心血管疾病，可以从饮食入手。饮食中首先要关注高盐问题，每人每天摄入的盐应该控制在 5 克以内。除了控盐，还要控制高脂、高糖食物的摄入，脂肪、碳水化合物摄入过多会严重危害心脏健康。如果有饮酒的习惯，则建议戒酒或限酒，这是由于酒精会对心脏造成损害。

除了饮食，情绪和心理对于心血管疾病的预防也非常重要。临床观察发现，抑郁状态对心脏健康的负面影响是很大的。曾经有报道指出，在急性心肌梗死的患者中，有 21.7% 的人存在不同程度的抑郁症，长期的情绪和心理健康问题会对心脏造成比较大的损害。当然，除了抑郁，情绪过于激动，如暴躁易怒等也会对心脏产生损害。

健康我来问

目前心血管疾病的发病年龄是怎样的?

专家说健康

心血管疾病中最常见的是高血压,既往认为高血压的患病人群以中老年人为多,但是现在看来,很多中青年人也出现了高血压,这要引起我们的高度重视。冠心病也是一种非常严重的心血管疾病,发病年龄呈现出年轻化趋势,很多年轻人在冠心病的基础上发生了心肌梗死。

健康我来问

当我们出现哪些症状时,需要警惕心血管疾病的发生呢?

专家说健康

心血管疾病是一个比较大的概念,包括高血压、冠心病、心肌炎、心肌病、瓣膜病等多种疾病。不同疾病表现出的症状有可能不同,而且一些疾病在早期并没有特殊症状出现。所以心血管疾病以预防为主,大家一定要重视每年的健康体检,清楚自己的身体状况。即便发现疾病也无须担心,及时去正规的医疗机构就诊,按照医嘱进行检查和治疗就好。

我们刚刚多次提到的冠心病,平时几乎没有什么症状,但当患者运动强度增大后,就会出现劳力性心绞痛,这个时候可以使用药物进行治疗。如果患者在没有剧烈运动的时候,甚至是在休息的时候也出现了胸痛,此时就应该去医院进行详细的检查。如果检查发现冠状动脉存在严重狭窄,医生会考虑进行药物治疗或者介入治疗,患者还要改变既往不健康的生活方式。

有些中老年人，平时看起来很健康，但可能冠状动脉已经出现了问题，一旦发生心肌梗死，则可能发生猝死，这个时候一定要及时就医。临床观察发现，心肌梗死发生以后，如果能够在非常短的时间内，最好是 6 小时甚至 4 小时以内到达医院，这样患者抢救的成功率将大幅提高，甚至可以恢复到较好的状态。日常生活中一旦出现持续性胸痛、大汗，往往预示着心肌梗死的发生，此时应该沉着、冷静，迅速拨打急救电话或者在家人的帮助下尽快前往医院。患者进入医院后，医生会对其进行必要的检查，当判断为急性心肌梗死且符合介入指征后，将会第一时间将患者送入导管室进行介入治疗。

健康我来问

如果身边有朋友或者路人突然昏倒，作为旁观者，我们应该如何救治？

专家说健康

不管是高血压，还是冠心病，最后都可能导致两种情况。第一种情况是心脏功能减退，即心力衰竭，症状逐渐加重，但是有效的治疗可以延缓病情进展。第二种情况是猝死，而且死亡率很高。

如果我们看到有人突然昏倒，应该进行现场急救。首先，让患者平卧，快速拨打 120 急救电话说明情况，同时检查患者的意识和呼吸。如果现场有其他人帮助，可以一人拨打急救电话，一人检查患者的意识和呼吸。如果判断患者意识丧失，则应尽快开始心肺复苏。如果患者能够在 4 分钟内接受有效的心肺复苏,则抢救成功的可能性很大;如果时间超过 4 分钟,复苏的机会就会逐渐减少。

健康我来问

很多人说,一旦出现了心脏病的症状就要抓紧时间吃阿司匹林,简直把阿司匹林描述成了神药,对此您怎么看?

专家说健康

阿司匹林是一种很好的药物,已经有一百多年的历史,它具有抑制血小板活化和聚集的作用,能够防止血栓形成,预防心肌梗死等事件的发生。

但是阿司匹林毕竟是药物,任何药物都有不良反应,阿司匹林也不例外。在使用过程中,尤其需要重视长期使用阿司匹林导致的胃黏膜损伤、胃溃疡等问题。此外,阿司匹林具有一定的出血风险,已经明确有凝血障碍、消化道溃疡的患者如果必须使用阿司匹林,则一定要在医生的指导下使用。总之,阿司匹林虽好,也不能滥用。

健康我来问

现在很多城市的地铁、机场、商场配有自动体外除颤器,到底应该如何使用呢?

专家说健康

自动体外除颤器是一种便携式救生设备,可以自动分析心搏骤停患者的心脏节律,进而通过除颤恢复心脏的正常节律。如果一个人不幸因心搏骤停而倒地,这个时候作为旁观者首先应该对其进行心肺复苏,使

患者的呼吸和心跳得以恢复。这时候如果身边有自动
体外除颤器，我们就可以第一时间进行最有效
的抢救——除颤。

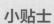

　　自动体外除颤器的操作比较简单，经过
简单培训即可掌握使用方法。目前很多学校
和企事业单位会组织急救培训，其中就包括如何
使用自动体外除颤器，希望大家认真学习，因为在关
键时刻，这真的能救命。

小贴士

　　自动体外除颤器的操作方法如下。

　　1. 拿到距离患者最近的自动体外除颤器，打开盖子，按照语音及图示按下电源键。

　　2. 根据自动体外除颤器机身以及电极板的图示为患者贴上电极片（注意位置准确）。

　　3. 将电极片的插头接入自动体外除颤器主机的插孔中。

　　4. 按下"开始"按键，自动体外除颤器会利用自带程序对心搏骤停患者的心脏节律进行分析。

　　5. 如果自动体外除颤器根据分析认为患者需要除颤，则会通过语音发出操作提示，施救者按照提示按下"电击"按键。注意在按下"电击"按键之前，应提醒并确认无人接触患者。

　　6. 除颤完成后，如果患者还没有恢复呼吸和心跳，应继续对其进行2分钟的心肺复苏，之后再次使用自动体外除颤器除颤，直到医护人员赶到。

结 语

　　我国心血管疾病高危人群规模庞大，很多人认为这些疾病离自己很远，对它不够重视。事实上，心血管疾病可以引起很多严重后果，甚至危及生命，同时，它又可防可治，只要我们能够多了解一些相关知识，就可以让自己远离疾病的伤害，甚至可以在关键时刻救人性命。

作者简介

王　伟

陈孝平院士健康科普工作室专家库及武汉市健康科普专家指导委员会成员。华中科技大学同济医学院附属同济医院教授、博士研究生导师、主任医师。

守护身体的"司令部"

华中科技大学同济医学院附属同济医院　王　伟

大脑是我们身体的"司令部",它控制着我们的运动,掌管着我们的意识,让我们的身体高效运转。如果有一天,"司令部"出现了问题,我们应该怎么办……

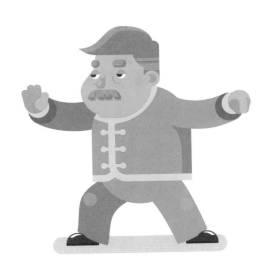

··· 导　语 ·······························

心脑血管疾病及恶性肿瘤是导致人类死亡的"致命杀手"，其中脑血管疾病的主要临床类型是脑卒中，由于发病急、病情变化迅速，很像风的善行数变，所以中医将其称为"中风"。

健康我来问

脑卒中到底是怎么回事？很多人会觉得脑卒中应该是老年人才会得的病，中年人还需要注意吗？

专家说健康

在我们的大脑中，有两个比较重要的部分，一个是脑组织，包括神经细胞、胶质细胞，另一个是血管。如果血管堵住了，就会发生脑梗死；如果血管破裂了，就会发生脑出血。实际上，脑卒中主要包括两种疾病，即脑梗死和脑出血。在脑出血中有一种类型叫蛛网膜下腔出血，往往由脑动脉瘤破裂引起。

过去一直认为脑卒中是"老人病"，很长一段时间人们要到 60~70 岁才发病，但近十来年，脑卒中的发病呈现出年轻化趋势，越来越多的中年人发生脑卒中，这种现象引起了大家的广泛关注。

为什么中年人也会发生脑卒中呢？可能是现在生活节奏快，很多中年人甚至是年轻人患有高血压、糖尿病等基础疾病，同时还有诸如吸烟、饮酒等不良生活习惯，这些因素导致脑卒中发病年龄提前。不仅是中年

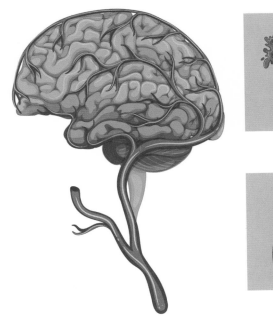
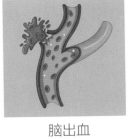

脑出血

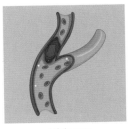

脑梗死

人,即便是年轻人,随着年龄的增长,脑卒中的发病风险也会逐渐增加,所以脑卒中不是"老人病",年轻人也要重视脑卒中,应该对其进行积极预防。

健康我来问

脑卒中到底有哪些症状呢?

专家说健康

脑卒中又被大众称为"中风",所谓"中风",就说明它来得很快,症状通常包括面部麻木、口角歪斜、言语不清、一侧上肢无力、一过性眩晕、剧烈头痛、步态不稳,这些都是脑卒中的先兆,一定要引起高度重视。

如果突然出现单眼或双眼失明、一侧上肢无力,或者颜面麻木,剧烈头痛伴或不伴抽搐、呕吐,尤其是具有脑卒中危险因素(高血压、糖尿病、

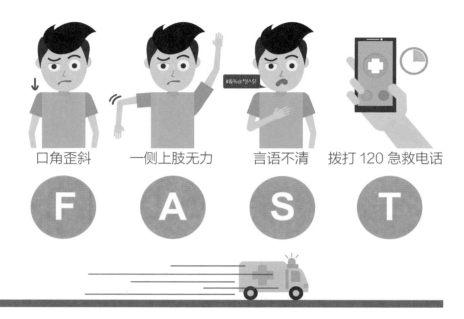

口角歪斜　　一侧上肢无力　　言语不清　　拨打 120 急救电话

F　A　S　T

高血脂等）的人群，则提示可能发生了脑卒中。

健康我来问

刚才您说的那些症状表现，一些中年人可能将它们归因于最近工作压力大，好好睡一觉、调养一下就好了，是这样吗？

专家说健康

出现这样的误解，可能与大家对于脑卒中的基本认知不足有关。对于脑卒中，和大家分享以下四个基础知识。

第一，脑卒中的病情很重，严重危害患者的生命健康。第二，脑卒中发病很急。第三，脑卒中会严重影响患者的生活质量，甚至影响整个家庭的生活质量。第四，脑卒中的发病逐渐呈现年轻化，很多人在 45 岁左右就发病了。

人到中年，一旦自己或者家人出现了上述症状，一定不要掉以轻心，应该马上到医院就诊。实际上,脑卒中可防、可控。举个简单的例子,大脑中的血管就如同家里的水管,水管通常不会突然被堵住,往往是慢慢生锈,生锈到一定程度才会被堵住,这个过程是可以逆转的,我们可以通过日常的养护让水管不生锈或者少生锈。血管也是同样道理,在日常生活中养成良好的生活习惯,按时进行健康体检,必要时在医生的指导下用药,就可以尽可能保持血管通畅,降低脑卒中的可能性。

健康我来问

在早期,脑卒中是有可能治疗的,对吗?

专家说健康

脑卒中的治疗其实是一个和时间赛跑的过程。如脑梗死,只有在严格的时间窗内才可以进行溶栓治疗,这样严格的要求是为了在有效开通血管的同时保证患者的生命安全。脑梗死的溶栓时间窗一般不超过4.5小时。所以对于脑卒中,早期发现、早期治疗真的非常重要。

健康我来问

如果早期发现脑卒中,能否通过药物进行治疗呢?

专家说健康

脑卒中的预防主要是有针对地改善危险因素,如高血压、糖尿病、吸烟以及心理和情绪问题,当然也包括不良生活习惯。如果既往存在高血压、糖尿病,就要对这些基础疾病进行积极有效的控制。

针对脑卒中的治疗,近十年取得了较大进步。如脑梗死,就如同是家里的水管堵住了,要让水管恢复通畅,自然需要疏通。在脑梗死的治

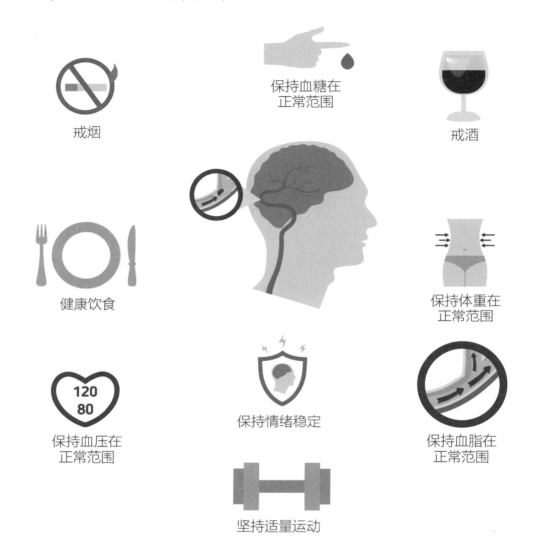

疗中也是一样，需要将堵塞血管的栓子溶解，但是溶栓治疗要在 4.5 小时内完成。为什么强调要在 4.5 小时内溶栓呢？大家可以想象一下，水管已经腐烂了，如果疏通不慎就会让水管彻底损坏。脑血管也一样，如果超过 4.5 小时再溶栓，很可能导致脑出血。对于脑梗死，溶栓治疗是最有效的，很多患者经过及时的溶栓治疗可以完全恢复正常。对于脑卒中来说，早 1 分钟救治，就有可能挽救生命，减少致残的可能性，所以患者出现症状后一定不要拖延,要及时就医。

健康我来问

如果患者已经错过了 4.5 小时的溶栓时间窗,应该如何治疗?

专家说健康

如果脑梗死患者错过了 4.5 小时的溶栓时间窗,医生会采用常规治疗来控制病情,包括控制血压、控制脑水肿,以及后续的神经康复治疗、高压氧治疗等。这些治疗方法都没有溶栓治疗效果好。此外,脑梗死之后还要预防再梗死,此时可以给予患者阿司匹林、阿托伐他汀等药物治疗。

对于脑卒中的治疗,时间就是生命,时间就是大脑,必须要快。一旦发生脑卒中,应该尽快将患者送至附近的医院,现在大部分三甲医院可以进行溶栓治疗。脑出血发生后会很快形成脑水肿,危及生命。所以不管是脑梗死还是脑出血,救治的关键都是一个字——快!

很多医院的急诊大楼旁边有卒中单元,这就是要尽可能为患者的抢救赢得时间,这就是患者的生命通道。卒中单元是治疗卒中的专业机构,其中的专家也好,设备也好,治疗流程和治疗方案也好,都是很成熟的,所以一旦发生脑卒中,应该尽快到专业医疗机构的卒中单元就诊。

健康我来问

大家现在都开始关注健康,在日常生活中,有没有预防脑卒中的建议呢?

专家说健康

对于日常生活方式的建议,其实属于脑卒中的一级预防,以下内容我认为很重要。首先,生活一定要有规律,早晨准点儿起床,晚上按时睡觉,不要熬夜;其次,要合理进餐,多吃蔬菜水果,对于肉类要适量吃,对于动物内脏要少吃,尽量避免高盐饮食;再次,要进行适度运动,如散步、慢跑、游泳,将体重控制在正常范围内;最后,要保持情绪稳定。

有些人本身已经存在基础疾病,这时要积极治疗,将血压、血脂和血糖控制在正常范围内。

健康我来问

如果家里的亲人或者身边的朋友突发脑卒中,我们在第一时间应该怎么做?

专家说健康

如果家里的亲人或者身边的朋友突发脑卒中,我们首先应该确认他的呼吸是否受到影响,如果口中有呕吐物,应及时清理干净,以免增加窒息的风险。此时可以让患者仰卧,头偏向一侧,之后快速拨打120急救电话。在等待医务人员到来之前,要随时关注患者的呼吸情况,此时一定要沉着冷静,不要随意给患者喂水、喂药。

小贴士

在等待急救人员到达之前,家属/朋友应该做什么

1. 如果条件允许,可以测量患者的血压、血糖并及时反馈给医务人员。

2. 收集患者平时常用的药物以及就诊卡等。

3. 梳理一下患者的既往病史、药物过敏史等信息,及时告知医务人员;收集患者近期的检查单等资料,一并交给医务人员。

健康我来问

这种情况下是不是不能随意搬动患者?

专家说健康

对,不能随意搬动患者。尽量让患者仰卧,可以把患者头部稍微抬高一点儿,偏向一侧,防止突发窒息。为了保持呼吸通畅,可以把患者的领带、衣领、腰带等解开,接下来就是赶快拨打 120 急救电话,用最快的速度将患者转运到医院。

健康我来问

脑卒中的预后如何?

专家说健康

脑卒中是一种严重威胁人类健康的慢性疾病,很多重症脑卒中患者会遗留神经功能缺损以及残疾等后遗症,如不会说话、不能理解别人说的话、肢体活动不灵活。当然,如果能够及时治疗,40%~50% 的患者还是可以恢复的,甚至可以完全恢复正常。

患了脑卒中之后,治疗固然重要,积极乐观的心态也很重要。我曾经进行过脑卒中与情绪的相关研究,研究发现,抑郁人群的脑卒中患病风险更高,很多脑卒中患者在患病后由于脑功能受损,影响了负责感情的相关脑区,也会出现一些心理和情绪问题。

保证规律的生活、乐观的心态,不仅能够预防脑卒中,还有利于脑卒中的康复。一旦出现脑卒中,往往会伴随抑郁情绪以及其他心理问题,而这些又会反过来影响脑卒中的预后。很多脑卒中患者需要接受康复治疗,而患者的心态决定了他能否配合医生,这在很大程度上影响了康复治疗的效果。

脑卒中并不可怕,患者一方面要配合医生进行治疗,另一方面则要保持良好的心态,心态越好,预后往往就越好。

健康我来问

大家都知道医生平时工作很忙、压力很大,在这样的忙碌和压力之下,医生是如何保持健康的,和大家分享一下您的经验好吗?

专家说健康

我今年五十多岁了,直到现在也没有高血压、糖尿病,更没有得过脑卒中,健康情况还是不错的。我平时虽然很忙,但一直保持着积极乐观的心态,我认为这非常重要。我的生活比较有规律,睡眠很充足,晚上到点儿就睡觉,早上到点儿就起床,每天都会抽出时间做运动,哪怕是散步,这对保持健康非常有帮助。此外,我会定期进行健康体检,一旦发现问题,就积极地去面对它,通过科学、规范的方法去解决问题,以上就是我保持健康的经验,供大家参考。

健康我来问

针对脑卒中,在健康体检中应该关注什么?

专家说健康

大多数健康体检主要进行常规检查,如心电图、B超以及测量血压、血糖、血脂。如果血压、血糖、血脂超出正常范围,就属于脑卒中的危险因素。年龄超过45岁,尤其是存在脑卒中危险因素的人,建议进行深度体检。什么是深度体检?之前说了,脑血管好像水管,可以通过一些检查看看水管里有没有生锈、会不会堵塞。在临床上,我们可以通过头颈部磁共振血管造影或高分辨磁共振成像观察脑血管到底有没有问题,还可以通过颈部彩超观察颈动脉是否有斑块形成。

如果通过上述检查发现脑血管、颈部血管已经存在问题,就要开始进行积极治疗,如使用他汀类药物。

健康我来问

听说喝红酒可以软化血管,为了预防脑卒中,是不是应该每天喝些红酒呢?

专家说健康

在生活方式中,比较引人关注的是吸烟和饮酒。吸烟的危害大家都非常了解,对于脑血管疾病来说,大量的国内外研究证实吸烟人群的脑卒中风险明显增加。我们曾经在全国进行了一项大规模调查,一共有52万人参与,调查结果显示在烟龄超过10年的人群中,烟龄每增加10年,脑卒中的比例将增加40%。要预防脑卒中,应该坚决禁烟。

饮酒会对身体产生危害，但国外一项研究观察到每天喝 3 杯红酒（相当于 1 两白酒）的人群，其脑卒中的发生率反而降低了。现代研究表明，红酒中被认为对血管有益的成分叫作多酚，它是一种来自葡萄籽和葡萄皮的天然化学物质。多酚本身虽然有益健康，但很多饮品与食物中含有多酚。如果能够保证饮食的健康、均衡，就完全不需要从红酒中摄入多酚。

有些人认为饮用红酒可以预防脑卒中，可能的原因是饮酒后心情得到舒缓、睡眠得到改善。每天喝些红酒能否预防脑卒中，这个问题无法用简单的一句话来回答，需要根据每个人的具体情况判断。这里我可以给出两个建议，首先，即便是饮酒，也一定要适量；其次，对于不会饮酒的人来说，不建议采用这种方式预防脑卒中。

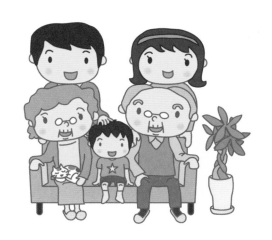

结　语

脑卒中总是让人猝不及防，后期遗留的问题会给患者和家人带来巨大的影响。我们只有充分了解脑卒中，在日常生活的方方面面进行预防，才有可能避免疾病的发生，享受生活的快乐。

作者简介

王俊文

陈孝平院士健康科普工作室专家库及武汉市健康科普专家指导委员会成员，武汉医学会骨科学分会主任委员。武汉市第四医院教授、硕士研究生导师、主任医师。

张青松

陈孝平院士健康科普工作室专家库及武汉市健康科普专家指导委员会成员，武汉医学会运动医学分会主任委员。武汉市第四医院教授、硕士研究生导师、主任医师。

"谈骨论筋",且行且珍"膝"

武汉市第四医院　王俊文
武汉市第四医院　张青松

伤筋动骨,现在还需要 100 天吗? 骨头用一次少一次,那我们还应该运动吗? 膝关节疼痛怎么办? 年轻的朋友是否无须担心膝关节问题……

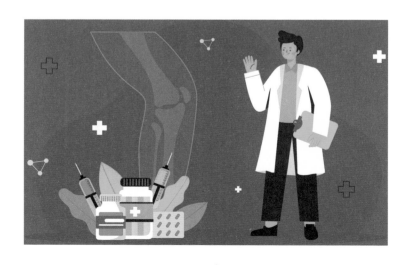

导 语

民间有一句俗话——"伤筋动骨 100 天"，这种说法有没有科学依据呢？是不是一旦我们受伤，尤其是伤到骨头，就很难痊愈？很多人听过这样一种说法，骨头和肌肉的组成是不一样的，肌肉越练越强壮，骨头却是用一次少一次，很多朋友因此在骨关节产生病变后就不敢运动了。

健康我来问

一旦伤筋动骨，就真的要休息 100 天吗？

专家说健康

"伤筋动骨 100 天"这一说法的提出，和当时的治疗条件息息相关。在 20 世纪 50 年代以前，针对骨折的治疗方式主要集中在石膏固定，或者是小夹板固定。不过随着医学的快速发展，20 世纪 50 年代以后，骨折内固定的理念和内固定材料逐渐成熟，患者可以通过外科手术使骨折部位得到良好固定，这样骨折部位就会处于一种非常稳定的状态。当患者在进行肢体运动时，也可以避免骨折断端发生移位。这意味着患者在做完手术后很快就可以开始进行肢体运动。

举例来说，老年人髋部骨折以后（尤其是股骨颈骨折），通常会进行人工髋关节置换手术，如果患者状态良好，手术后的第二天就可以在康复医生的指导下下地活动了。这样就可以避免老年人在骨折卧

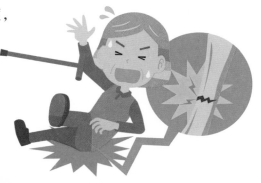

床期间可能发生的一系列并发症，如肺炎、泌尿系感染、压疮、下肢静脉血栓。目前来说，"伤筋动骨 100 天"这句俗语应该是有点儿过时了。

 健康我来问

肌肉越练越强壮，骨头却是用一次少一次，这是真的吗？

 专家说健康

关于骨头磨损的问题，比较准确的说法应该是关节软骨用一次少一次。关节软骨的退化从 25~30 岁以后就开始了。但就关节软骨来说，需要通过适度活动才能获得营养，因为关节软骨的营养来源于关节内滑液，只有通过关节活动才能产生关节内压力，这时滑液才能给关节软骨提供营养。如果不活动关节，那么它就吸收不到营养。不过过度运动的确会造成关节软骨磨损，所以说不运动以及过度运动都会对关节软骨产生负面影响，导致关节软骨退变。

对老年人来说，更应该注意运动的强度和方式，慢走、游泳、平地骑自行车等都对关节软骨具有一定好处。

 健康我来问

平时应该如何保养膝关节，一旦出现膝关节疼痛，应该如何治疗？

 专家说健康

膝关节软骨退化在临床上有很多分型，但对老百姓来说，主要分为三期,即早期、中期和晚期。早期表现为膝关节偶尔出现疼痛,休息时可以缓解,这一类患者的膝关节在 X 线片上可能没有任何变化。通过一些生活方式的改变,如减轻体重,平时注意避免反复蹲起、上下楼梯、蹲着干活等,上述症状就会消失。中期膝关节疼痛的持续时间会更长,对生活有一定影响,这时 X 线片上会提示膝关节软骨退化的表现,如骨刺、关节间隙变窄。在改变生活方式的同时,可以辅助一些物理治疗、肌肉力量训练、抗炎镇痛药等,甚至可以在关节腔内注射一些药物,如玻璃酸钠、富血小板血浆(PRP),采取上述措施后可以较好地缓解患者的症状。

晚期膝关节疼痛反复发作,严重影响患者的生活。这时保守治疗可能效果不明显,需要手术干预,如膝关节周围截骨等保膝手术,有些患者甚至需要行人工膝关节置换术。目前这些手术都很成熟,患者通常会获得比较满意的治疗效果。

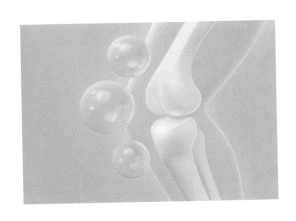

健康我来问

年轻人是否无须担心膝关节问题呢?

专家说健康

膝关节疼痛不是老年人的专利,年轻人也会出现。引发年轻人膝关节疼痛的原因主要有两个:一部分是运动损伤,如在运动过程中损伤了韧带、半月板、软骨;另一部分可能没有特定原因,这时就需要考虑患者是否存在其他基础疾病,如风湿性关节炎、类风湿关节炎、强直性脊柱炎、痛风。

小贴士

老年人每天建议走多少步

对老年人来说，走路是一种相对安全的运动方式，对大部分老年人，每天走路的步数建议控制在 6 000~7 000 步。如果走得过多，可能给软骨、滑膜带来一些慢性损伤。

结　语

科学运动对我们的关节是有好处的，一方面运动可以通过挤压关节，让关节软骨从滑液中汲取营养；另一方面运动可以加强关节周围的肌肉力量，从而稳定关节，对关节起到保护作用。因此，合理的运动可以延缓关节退变。但过量或者不合理的运动可能导致关节磨损，加速关节老化，引起关节肿胀、疼痛、活动受限。如果关节出现不适症状，建议患者及时前往医院就诊，咨询专业医生。

作者简介

袁响林

　　陈孝平院士健康科普工作室专家库及武汉市健康科普专家指导委员会成员,武汉医学会肿瘤学分会主任委员。华中科技大学同济医学院附属同济医院教授、博士研究生导师、主任医师。

宋启斌

　　陈孝平院士健康科普工作室专家库及武汉市健康科普专家指导委员会成员,武汉医学会放射肿瘤治疗学分会主任委员。武汉大学人民医院教授、博士研究生导师、主任医师。

关于肿瘤那些事儿

华中科技大学同济医学院附属同济医院　袁响林

武汉大学人民医院　宋启斌

恐惧源于未知，很多人谈"癌"色变，是因为对肿瘤不够了解。随着医学的进步，很多肿瘤已经有了有效的预防方式，有些肿瘤的治疗手段也取得了进展。我们应该如何以一颗平常心对待肿瘤呢……

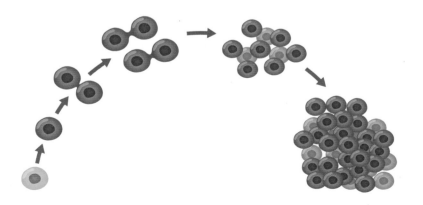

导　语

当前,除全球重大公共卫生事件外,肿瘤已经成为威胁人类健康的"第一杀手",人们对其心存恐惧,甚至不愿多谈。随着医学的发展,很多肿瘤患者经过规范化治疗,5年生存率已经有所提高,现在需要我们用与以往不同的眼光来看待肿瘤。

健康我来问

关于肿瘤的发生机制,目前医学界有没有明确的共识呢?

专家说健康

肿瘤是机体在各种致癌因素的作用下,局部组织的细胞在基因水平上失去对其生长的正常调控,导致其异常增生而形成的新生物。

虽然,目前医学界对于肿瘤的发生机制还没有达成明确共识,但通过对于肿瘤的定义,我们还是可以发现如下重要信息:首先,受到致癌因素影响;其次,在基因水平失去控制;最后,异常增生。

肿瘤的发生是内因和外因共同作用的结果。内因是指体内的一些基因改变;外因是指各种致癌因素。致癌因素可大体分为化学性致癌因素、物理性致癌因素以及生物性致癌因素。化学性致癌因素包括多环芳烃、亚硝胺类以及某些真菌毒素(如黄曲霉毒素);物理性致癌因素主要包括电离辐射、紫外线等;生物性致癌因素包括一些病毒和细菌,如人乳头瘤病毒(HPV)、乙型肝炎病毒(HBV)以及幽门螺杆菌。当然,生物性致癌因素还包括人类自身的心理因素、免疫状况等。

实际上我们的身体里每天都在进行新陈代谢，新陈代谢之后有些细胞得到修复，有些细胞正常死亡。如果细胞在新陈代谢的过程中受到内因或者外因的影响开始无限制地生长，就会导致肿瘤的发生。

总之，肿瘤是外因和内因相互作用导致的，是一个多因素、多步骤的复杂过程。

健康我来问

刚才您介绍说肿瘤实际上是从正常的人体细胞或者组织变异而来，为什么会发生变异呢？

专家说健康

正常情况下，人体内存在癌基因（与癌症发生相关的基因）和抑癌基因（可以抑制癌症发生的基因）。在内因和外因共同作用下，基因失去稳定性，癌基因的功能被激活或者抑癌基因的功能被抑制，我们体内正常的细胞经过这样一个漫长的过程，就有可能发生肿瘤。所以说肿瘤的发生与内部的基因以及外部的致癌因素相关。

健康我来问

说到肿瘤，大家应该对一些词汇并不陌生，如良性肿瘤、恶性肿瘤，什么是良性肿瘤，什么是恶性肿瘤呢？

专家说健康

在医院检查，如果怀疑有肿瘤，患者的第一反应是"医生，我的肿瘤是良性的还是恶性的？"肿瘤的良恶性是患者最关心的问题，那么什么是良性肿瘤,什么是恶性肿瘤呢?

肿瘤的诊断要依靠病理学检查,最后的确认依靠病理诊断,如果肿瘤细胞和正常细胞非常接近,医学上称为异型性很小,那么肿瘤多半是良性的。

良性肿瘤通常生长缓慢,不会发生转移,通常可以形成包膜,与正常组织分界清楚,可以活动。良性肿瘤一般无出血、坏死,很少破溃,只生长在局部,对人体健康危害较小。但是良性肿瘤对身体并非没有不利影响,良性肿瘤生长在比较重要的部位,如颅内,则可能压迫神经,引发一系列症状,如在气管中,则可能引发窒息。

恶性肿瘤通常生长迅速,会发生淋巴转移或血行转移,部分恶性肿瘤还会发生种植转移;通常与正常组织分界不清,不易活动。恶性肿瘤可以不受控制地生长,在局部生长会引起相应器官的症状,同时还会向远处转移,引发全身症状。实际上,恶性肿瘤一旦发生远处转移,就会显著影响患者的预后。

健康我来问

很多人认为得了良性肿瘤就可以不管它,但这种想法并不正确,管不管还是要看部位、看是哪种肿瘤,对吗?

专家说健康

是的,即便是良性肿瘤也不能完全听之任之。首先,要看良性肿瘤是否产生压迫症状;其次,要看良性肿瘤是否有恶变的可能性。一些良性肿瘤有可能发生恶变,如果发现之后长期不处理,在一些致癌因素的刺激下就会恶变。如果发现良性肿瘤,大家不能掉以轻心,要在医生的指导下按时随访观察或尽早进行治疗。

健康我来问

很多人认为肿瘤等于癌,这种观点是正确的吗?

专家说健康

我们把肿瘤分成良性和恶性,主要的鉴别依据是病理形态,良性肿瘤的细胞形态与正常组织细胞形态是一致的,只是数量增加,但是不存在病理性核分裂或者具有肿瘤细胞的特征性变化,这就是良性肿瘤和恶性肿瘤的区别。

在医学上,根据组织来源不同,恶性肿瘤又有不同分类。来源于上皮组织的恶性肿瘤称为癌,如肺腺癌、肝细胞癌;来源于间叶组织的恶性肿瘤称为肉瘤,如横纹肌肉瘤。也就是说癌一定是恶性肿瘤,但恶性肿瘤不一定是癌。

只要提到癌,肯定是恶性的,需要进行积极治疗,因为它容易转移、容易扩散、呈侵袭性生长,会严重影响患者的身体健康。

健康我来问

目前的技术手段可以做到早期发现大部分肿瘤吗,在体检中有哪些方法可以帮助我们筛查肿瘤呢?

专家说健康

经常听患者说"我刚做完体检,怎么体检的时候没查出肿瘤呢?"如何筛查肿瘤,实际上是一个很重要的科学问题。我们平时在进行健康体检的时候,是可以发现部分肿瘤的,如常规进行的乳腺 B 超和肝脏彩超等检查,就有可能发现相应部位的肿瘤。此外,部分健康体检中还包括肿瘤标志物检查,一些指标的变化也可以在一定程度上对肿瘤进行预警。如甲胎蛋白升高,可能和肝癌有关;前列腺特异性抗原升高,可能和前列腺癌有关。也就是说,肿瘤标志物检查可以早期在血中找到一些肿瘤的蛛丝马迹。

实际上,很多肿瘤早期并没有特殊症状,我们通过常规的健康体检并不能及时发现它,如常规的健康体检并不会进行 CT 检查,那就有可能无法及时发现肺癌。这就引发了肿瘤筛查的另一个问题,即针对重点人群、高危人群要进行有针对性的检查,这是非常重要的。

如果一个人长期吸烟,吸烟史在 40 年以上,那么这个人得肺癌的可能性就比较大,这时去做体检,除了要检查和肺癌相关的肿瘤标志物,还应该进行低剂量螺旋CT 检查。

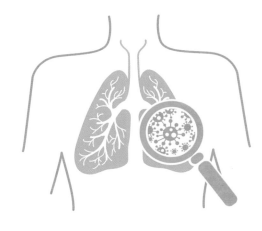

如果一个人有胃溃疡、慢性萎缩性胃炎病史,而且存在幽门螺杆菌感染,那么这个人就是胃癌的高危人群,在体检的时候应该进行胃镜检查。

如果一个人有乙型肝炎或者丙型肝炎病史,他发生肝癌的概率比一般人群要高,在体检的时候应该进行肝脏 B 超检查,并且有针对性地进行甲胎蛋白检查。

肠癌通常有一个比较漫长的发展过程,一般是良性息肉→增生→不典型增生→原位癌→浸润性癌。这个过程需要 5~10 年。如果能够早期发现,就能够早期治疗。对于有肠癌家族史的人要定期进行肠镜检查,如每 3~5 年检查一次。当然,普通人也应该进行肠镜检查,但是检查的频率可以比高危人群低一些。

对于女性，建议在体检中进行乳腺彩超、钼靶检查以及时发现乳腺癌。同时，建议女性朋友定期进行乳房自我检查，留意乳房的变化，如是否存在新发肿物、既往存在的肿物大小有无变化，在此基础上可以每年做一次乳腺 B 超。

对于一些少见的肿瘤，如脑肿瘤，我们不太可能在健康体检的时候常规进行头部 CT 检查，所以有些肿瘤确实很难早期发现。

对于一些肿瘤，如宫颈癌，进行长期的普查是有意义的，从上皮基底细胞增生活跃、分化不良，逐渐发展到宫颈上皮不典型增生，再到原位癌，需要多年时间，宫颈刮片后进行细胞学检查以及阴道镜检查就可以早期发现宫颈癌并进行局部处理。

对于这些肿瘤，我们可以通过一些有针对性的健康体检、早期筛查来及时发现、及时将其消灭在萌芽状态，不给身体带来很大危害。目前认为 1/3 的肿瘤是可以通过早期筛查发现的。

健康我来问

目前，很多疾病有年轻化趋势，肿瘤也存在这种情况吗，您是否接诊过一些很年轻的肿瘤患者？

专家说健康

有的，有一位年轻的肿瘤患者让我印象深刻，我每次谈起来心情都很沉重。在十多年前，我接诊了一位肠癌患者，她只有 14 岁，还是一名初中生，这个小姑娘个子很高，长得也很漂亮，当时被诊断为肠癌晚期，伴有广泛的腹腔转移。经过化疗，小姑娘住进了我管理的病房，她的老师、同学经常来看她，最后这个小姑娘还是走了，因为癌症发现的时候已经是晚期，在当时已经没有太好的治疗方法。小姑娘走的时候我的心情非常沉重，因为我每天查房的时候，她都会和我说"叔叔，你能不能帮我开刀，把瘤子拿出来，我很难受……"在十多年前，针对肠癌晚期患者确实没有什么有效的治疗方法，能用的药也都用完了，我真的是无能为力……我记得很清楚，在她14岁生日那天，同学送给她一个生日蛋糕和一盆紫罗兰，我们还一起给她过了生日，她那天很高兴，说"医生，我同学送给我一盆花，我把它送给你，就放在你办公室里养吧。"这盆紫罗兰我养了好多年，一直到搬家的时候我还把它留了下来。

这件事情一直激励我要不懈地为患者服务，也提醒我防癌任务非常艰巨。我经常看到那盆花就向年轻医生说，医生要时刻思考如何更好地为患者服务，给患者有温度的治疗，这是我们作为医生应该尽到的职责。尽管我们不能去治愈每一位患者，但是我们可以常常去帮助、关怀患者。

还有一位肿瘤患者也让我印象深刻，这位患者在我这里治疗了十年，她患有晚期肠癌、卵巢癌，一共经历了五十几次化疗，很多患者是耐受不了这么长时间化疗的。在整个治疗过程中，这位患者一直很坚强，也很乐观。在十年中，她一直处于带瘤生存状态，但这并未影响她每天开开心心地带孙子、买菜、做饭，疾病并没有影响她的正常生活。反之，临床上我见到太多的患者在被诊断为恶性肿瘤的那一刻，精神就被彻底击垮了，哪怕医生和家属再努力，也无法激起他们与恶性肿瘤对抗的意志，最后的结果往往不尽如人意。我举这个例子，想表达的是很多恶性肿瘤患者如果能够以乐观的心态去面对疾病，和医生共同对抗疾病，往往会取得意想不到的效果。

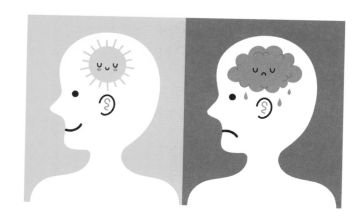

健康我来问

肿瘤的高危因素和早期信号有哪些？是不是所有的肿瘤都需要通过检查来发现呢？

专家说健康

首先，不同肿瘤之间存在差异；其次，不同患者即便患有同一种肿瘤，表现也不尽相同，这是人的个体差异导致的。

如何早期发现肿瘤，这是一个非常重要的问题。未来可能通过一些我们正在探索的分子指标来早期发现肿瘤。正常细胞变成肿瘤细胞，可能产生一些肿瘤特有的标志物。未来有可能在早期通过一滴血、一滴尿或者一点儿排泄物去寻找那些特征性标志物，这可能是肿瘤领域的一个重要发展方向。如肝癌，过去我们没有相关的判断指标，后来发现了甲胎蛋白，部分肝癌患者体内的甲胎蛋白水平升高，可以提示肝癌的可能性。

另外，我们也可以采用一些简单的检查方法来早期发现肿瘤。如乳腺癌，女性朋友可以在洗澡前脱去衣服，观察两侧乳房的外形有无变化；

看看乳房表面皮肤有无红肿、褶皱、凹陷，或橘皮样改变；乳头是否有凹陷、溢液等；摸摸乳房及腋下淋巴结有无肿大。早期肺癌通常没有特殊的症状表现，现在可以通过低剂量螺旋 CT 早期发现。此外，胃癌、肠癌可以通过胃镜、肠镜早期发现。

健康我来问

是不是所有人都需要接受低剂量螺旋 CT、胃镜、肠镜检查呢？

专家说健康

不是这样的，只有对应的高危人群才需要进行上述检查。如何判断自己是否属于高危人群？建议听从医生的建议，医生会根据患者的具体情况和需求制订有针对性的检查方案。

在这里要提醒大家，即便医生认为你属于某一种恶性肿瘤的高危人群，也不需要有太大的思想负担，只要足够重视，听从医生的专业建议，健康就能得到保障。

健康我来问

很多人每年都做健康体检，但是发现恶性肿瘤的时候往往还是晚期，在健康体检中大家最容易忽略的环节是什么？

专家说健康

确实，现在大家的健康意识提高了，很多人每年会进行健康体检。但是我发现一种现象，大家虽然会按时体检，但却会拒绝一些检查。比如体格检查，医生一直在强调体格检查的重要性，在临床教学的过程中也经常教导医学生，一定要对患者进行规范的体格检查。但是一些人觉得体格检查没有用、浪费时间，在体检中往往选择跳过这一项。其实这是非常不可取的，体格检查很重要，如肺癌可以转移到右侧锁骨上淋巴结，乳腺癌可以转移到腋下淋巴结，规范、细致的触诊就有可能发现这种淋巴转移。

很多患者在排便后发现有血，误认为是痔疮或者其他疾病，到医院面对医生提出的直肠指检很排斥，往往选择放弃。实际上，部分直肠癌是可以通过直肠指检早期发现的。

健康我来问

目前治疗肿瘤的手段有哪些？

专家说健康

在治疗肿瘤之前，必须进行治疗前评估，治疗前评估首先是确定病变是不是肿瘤，原发于什么部位，如是肝癌、肺癌，还是乳腺癌。

接下来是明确肿瘤的病理类型，我们知道确诊肿瘤最重要的是病理诊断。如肺癌，需要明确是鳞癌还是腺癌，目前处于什么分期。现在对于部分肿瘤还会进行分子病理学诊断，寻找突变的基因，为可能的靶向治疗做准备。

明确了病理诊断，就应该进行全面的影像学检查。为什么强调"全面"？ 如肺癌，刚才讲了肺癌是恶性肿瘤，特点是局部破坏、远处转移，肿瘤究竟有多大、侵犯的范围有多广、有没有淋巴结转移……这是影像学检查需要明确的。医生对抗肿瘤，就好像打仗一样，我们要尽可能提前侦察敌情，获得的信息越全面越好。治病从来都不是"头痛医头，脚痛医脚"，患者确诊为肺癌，医生不能只做肺部检查。

同时，我们还要考虑患者的具体情况，如一位九十多岁的老年人，患有心脏病而且长期卧床,显然这位患者不适合进行手术治疗。在治疗方式的选择上,患者的基础疾病是需要考虑的因素之一,如是否有高血压、糖尿病、影响凝血功能的疾病,这些都要进行详细评估。

经过充分评估,医生才可以为患者制订适宜的治疗方案。不同的肿瘤、不同的分期需要采用不同的治疗方案。在早期,恶性肿瘤一般不会发生远处转移,通常局部治疗(如手术治疗或放疗)就可以达到良好的治疗效果,所以说早期诊断、早期治疗是成功治愈恶性肿瘤的关键。现在有各种微创技术,如腔镜、手术机器人,可以有效降低手术给患者身体带来的损伤。

此外,医生还会针对患者的具体情况选择放疗、化疗以及靶向治疗、免疫治疗等。目前随着肿瘤治疗技术的发展,很多肿瘤的 5 年生存率有了一定程度的提高。

> ### 小贴士
>
> #### 肿瘤的常见治疗方式
>
> 肿瘤的常见治疗方式包括手术治疗、放射治疗、化学治疗、靶向治疗和免疫治疗,前三种应用较为广泛。靶向治疗和免疫治疗近年来发展迅猛,已成为临床不可或缺的高效、低毒的治疗方式。
>
> **手术治疗** 属于局部治疗,可以对部分肿瘤进行根治,为患者缓解症状、为后续治疗争取机会。不管选择哪种手术方式,都存在一定风险。
>
> **放射治疗** 即放疗,属于局部治疗,是利用射线(如 X 射线、γ 射线、β 射线)产生的电离辐射对疾病(如恶性肿瘤)进行治疗。
>
> **化学治疗** 即化疗,属于全身治疗,是指通过静脉输注、口服等方式使化疗药物进入体内,通过血液循环到达身体各部位,抑制、杀灭肿瘤细胞。
>
> **靶向治疗** 由于化疗有可能"错杀"正常细胞,寻找一种只抑制、杀灭

肿瘤细胞而对正常细胞没有影响的治疗方法一直是医学专家努力的方向。靶向治疗就如同精确打靶，只"猎杀"肿瘤细胞，对正常细胞没有影响或者影响很小。

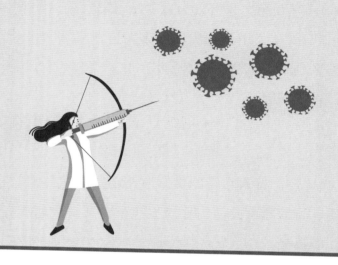

健康我来问

关于恶性肿瘤的预防，您有什么建议吗？

专家说健康

大家都希望通过有效的预防来减少恶性肿瘤的发生。那么恶性肿瘤到底能不能预防呢？目前医学界的共识是，部分恶性肿瘤是可以预防的，部分恶性肿瘤如能早期诊断是可以治愈的，部分恶性肿瘤是可以减轻患者痛苦，延长患者生命的。肿瘤的预防可以分为三级，一级预防是病因预防；二级预防是早期发现和早期治疗；三级预防是通过规范的治疗预防肿瘤复发，其中一级预防非常重要。

病因预防，最重要的是要养成良好的生活习惯，如戒烟、戒酒、合理

饮食、适量运动、保证充足睡眠、保持
心情愉悦。接触不良刺激，如接
触有毒物质、食用发霉的食物，
会给我们的身体带来负面影响；
合理饮食、适量运动、充足的睡
眠以及愉悦的心情则会给我们
的身体带来积极影响。

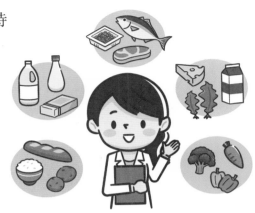

有一些疾病和恶性肿瘤相
关，如乙型肝炎和肝癌的发生相关。预防肝癌，可以从预防乙型肝炎开
始，如接种乙肝疫苗。

有一些感染和恶性肿瘤相关，如感染人乳头瘤病毒（HPV）和宫颈癌
的发生相关。预防宫颈癌，可以接种 HPV 疫苗。

有一些不良生活习惯和恶性肿瘤相关，如喜欢吃滚烫的食物、饮用
滚烫的水和食管癌的发生相关。想要预防食管癌，就要改变这种不良生
活习惯。

此外，对于一些已经明确的癌前病变，如肠道息肉、宫颈不典型增
生，需要及时对其进行处理，阻断其进一步发展。

早期筛查对于肿瘤的预防同样非常重要。现在很多人会进行低剂
量螺旋 CT 检查，通过检查能够发现肺部结节，直径往往在 1 厘米左右。
如果医生判断为恶性，则可以通过微创方式将其切除。

在二级预防中早期发现和早期治疗同样重要。对于肿瘤，目前比较
注重多学科联合诊疗，团队中会包括内科医生、外科医生、放疗科医生、
营养科医生……不同专业的医生一起对患者的病情进行综合规划，让患
者得到最适宜的治疗。

三级预防的目的是预防肿瘤复发。在肿瘤患者出院时，医生会为患

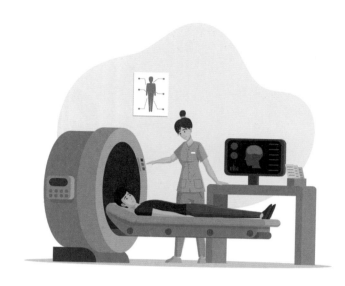

者制订复查计划并给出随访建议。复查的意义在于及时发现肿瘤复发或转移迹象，了解患者的治疗情况、是否存在不良反应。患者应该对此高度重视，按时复查，每次复查时，患者要主动告知医生自己近来的不适症状，以便医生及时采取针对性的治疗措施。

肿瘤的防治工作需要政府相关部门、学术组织、医疗机构、社会团体、媒体、家庭多方共同参与。只有全社会一起努力，积极进行肿瘤相关健康科普知识的宣传，才能有效降低恶性肿瘤的发病率。

结 语

许多患者在被诊断为肿瘤的那一刻想到的就是"死亡"，但罹患肿瘤就真的意味着死亡吗？事实上，随着医疗技术的进步，许多疾病被逐渐攻克，其中就包括肿瘤。肿瘤只是一种常见病、慢性病，被确诊为肿瘤绝不意味着死亡。

作者简介

刘玉林

　　陈孝平院士健康科普工作室专家库及武汉市健康科普专家指导委员会成员。湖北省肿瘤医院教授、硕士研究生导师、主任医师。

揭开误区看肿瘤

湖北省肿瘤医院　刘玉林

　　了解了肿瘤的相关知识还不够,只有具备甄别谣言的能力,才能避免陷入误区,更好地保护自己和家人的健康。让我们和医生一起认识肿瘤的真相,共同守护健康……

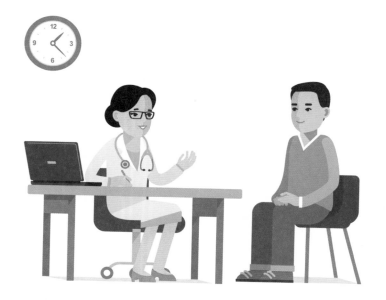

•••••••••••••••••••••••••• 导 语 ••••••••••••••••••••••••••

在日常生活当中,肿瘤已经成为人类公认的"健康杀手"。一旦被确诊为肿瘤,是不是代表着生命开始倒计时? 得了肿瘤,是不是一定要经历痛苦的治疗?

••

健康我来问

很多人一直有这样的观念,说到恶性肿瘤会觉得一定治不好,能治好的就不叫恶性肿瘤,这个观点对不对?

专家说健康

这个观点肯定是不对的。过去我们社会上都有一种恐癌心理。其实,恶性肿瘤已经是一种非常常见的疾病了,包括很多病种,部分恶性肿瘤已经有了相应的早期发现、早期诊断和早期治疗的方式,能取得良好的治疗效果,所以大家应该以平常心看待恶性肿瘤,不必过于担心。

健康我来问

我们常听到一种说法,有的人平时爱吸烟、爱饮酒,可能有段时间感觉身体不适,于是就下定决心把烟酒都戒了,之后去医院检查发现得了肿瘤。肿瘤和这个人突然戒烟、戒酒有关系吗?

专家说健康

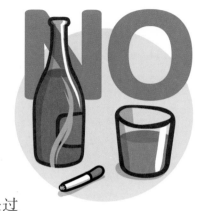

我觉得这更像是我们平时说的玩笑话。我也听到过这样的言论"这个人长期吸烟、饮酒，突然把烟酒戒了，结果得了肿瘤。"我觉得不是这样的，有可能是这个人过去一直吸烟、饮酒，他自己已经感觉到身体不适，这时肿瘤可能已经发生了，所以主动戒烟、戒酒，紧接着体检发现了肿瘤。肿瘤不是戒烟、戒酒引起的，而是过去长期的烟酒损害造成的。

也就是说，真实的情况是曾经的不良生活习惯已经对身体造成了严重损害，在戒烟、戒酒之后去医院检查发现肿瘤，结果就误认为戒烟、戒酒和肿瘤的发生存在因果关系。戒烟、戒酒肯定对健康有益，很多肿瘤患者到医院就诊之后，医生会建议他们戒烟、戒酒，这样做对恢复健康有好处，戒烟、戒酒本身不会引发肿瘤。

健康我来问

很多朋友说吃保健品和膳食补充剂可以防癌，这是真的吗，有科学依据吗？

专家说健康

膳食补充剂，是一种口服的，可以补充膳食中营养成分的产品，其中可能含有维生素、矿物质、植物提取物或者氨基酸等。

补充膳食补充剂、吃保健品对于维持身体的平衡是有好处的，特别是对于一些缺乏维生素的人或者身体处于亚健康状态的人来说,吃一点儿保健品,补充点儿膳食补充剂是有用的,可以使体内各种营养素都在正常范围内,能在一定程度上预防肿瘤,这从理论上讲是对的。

但是在现实生活中,膳食补充剂或者保健品并不是任何人想补充就能补充的,只有在身体缺乏某种维生素或微量元素的时候补充才有用。对于正常人,如果能够正常进食,那么食物中的营养素是能够满足身体所需的,无须从膳食补充剂或保健品中额外获取。

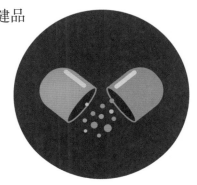

> **小贴士**
>
> 如果一个人长期饮食不合理,就有可能导致营养不良。营养不良包括营养缺乏(吃不饱)、营养过剩(吃得太饱)和营养失衡(偏食、挑食)。
>
> 膳食补充剂主要针对的是营养缺乏和营养失衡的情况,如孕妇补充叶酸能够有效预防胎儿神经管畸形;老年人补充维生素 D 能够预防骨质疏松。

对于保健品,大家要慎重,很多保健品质量良莠不齐,如果一定要吃,就要选择正规厂家生产的合格产品。同时要注意,不管是膳食补充剂还是保健品,它们都不是药物,不能代替药物,也不能治疗疾病。这里建议大家,如果想要吃膳食补充剂或者保健品,服用之前请咨询医生,服用过程中不要擅自停用常规使用的药物,一旦出现不适要及时就医。

健康我来问

放化疗属于肿瘤的传统治疗手段，不仅能消灭肿瘤细胞，也会给我们身体的正常细胞带来伤害，对吗？

专家说健康

过去的放化疗对于肿瘤细胞和正常细胞的确存在"无差别杀伤"的情况。但是其实这个"无差别杀伤"也是有一定差别的，不然人体的正常细胞岂不是也被全部杀死了？放化疗对增殖比较快的肿瘤细胞杀伤力更强一些，但也会对正常细胞造成一定伤害。

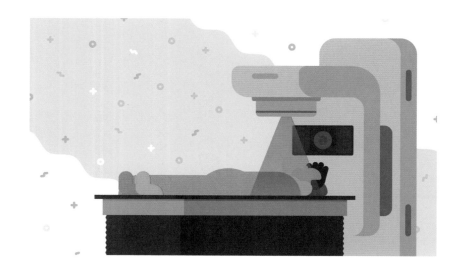

放化疗会对人体产生一定损害，治疗过程可能比较痛苦，如出现恶心、呕吐、脱发、消瘦等不良反应。但是放化疗是治疗肿瘤的基本手段，所以有些肿瘤，特别是中晚期肿瘤依然需要接受放化疗。

在接受放化疗之前，患者及家属要充分了解放化疗的治疗意义以及可能出现的不良反应，做好充分的心理准备。放化疗的不良反应大小因人而异,随着治疗水平的提高,临床上也出现了很多方法可以减轻放化疗的不良反应。上述让人难以忍受的不良反应其实是可逆的,在接受治疗之后的一段时间内可以慢慢恢复,如两三个月或者半年,所以不要因此而恐惧甚至拒绝放化疗。

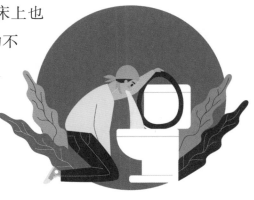

小贴士

放疗和化疗的区别

放疗　利用射线的电离辐射在肿瘤细胞内产生巨大能量,使肿瘤细胞的遗传物质断裂,从而使肿瘤细胞失去无限增殖的能力,进而达到消灭肿瘤细胞的目的。电离辐射产生的能量并不会识别肿瘤细胞和正常细胞,理论上会无差别杀死释放能量处的所有细胞。但是,肿瘤细胞与正常细胞对处方剂量的电离辐射敏感度不同,所以通常在肿瘤细胞比正常细胞对辐射敏感度大得多的情况下才进行放疗。

化疗　通过化学合成药物破坏细胞的 DNA 结构、干扰其功能而使肿瘤细胞死亡,是目前治疗肿瘤的有效手段。化疗药物会随着血液循环遍布全身的绝大部分器官和组织,因此存在"无差别杀伤"的问题,在杀伤肿瘤细胞的同时会"错杀"人体生长迅速的细胞、组织。

 健康我来问

相比之下,靶向治疗真的太好了,是不是所有肿瘤患者都可以接受靶向治疗?

专家说健康

　　靶向治疗是精准治疗，可有针对性地"攻击"携带某种突变基因的肿瘤细胞，它不会对未携带此种突变基因的细胞产生伤害，但不是所有肿瘤或者所有肿瘤患者都适合接受靶向治疗。要接受靶向治疗，首先要找到靶点，有些肿瘤的靶点我们已经找到了，可以采用相应的药物进行靶向治疗。还有很多肿瘤，目前还没有发现有效靶点，或者发现了靶点但还没有有效的靶向药。目前，如肺癌、肠癌以及肝癌，已经找到了靶点和靶向药，针对上述肿瘤进行靶向治疗是可以明显提高治疗效果的。

> **小贴士**
> 　　想要知道患者能否进行靶向治疗，需要进行基因检测，基因检测的目的是明确患者是否存在基因突变，从而决定其是否能应用靶向药进行治疗。

健康我来问

　　什么是免疫治疗，它的原理是什么？

专家说健康

　　免疫治疗的原理是这样的：人体罹患肿瘤之后，肿瘤会把人体某一方面的免疫功能降低、封闭，这样人体的免疫系统就无法发挥作用杀死肿瘤细胞了。免疫治疗是利用一些药物，恢复被肿瘤降低、封闭的免疫功能，用人体的免疫系统杀伤肿瘤细胞。目前最有代表性的免疫治疗药是免疫检查点抑制剂。

健康我来问

很多人认为肿瘤就是身体的某个部位长了东西,需要把这个东西切除,这种观点对不对?

专家说健康

手术是治疗肿瘤的基本手段。很多人认为身体里长出一个东西,只要把它切除就可以了,进而认为手术是最快捷、最直接的治疗方法。

但并不是所有的肿瘤都需要手术,一方面,有些肿瘤用放化疗或者其他治疗手段就可以达到比手术更好的治疗效果。如鼻咽癌,放疗可以把肿瘤细胞全部杀灭,而且杀得非常干净,就不需要手术;如淋巴瘤,化疗对它很有效,化疗药可以把肿瘤细胞全部杀灭,也不需要手术;还有前列腺癌,有时候内分泌治疗就可以取得令人满意的治疗效果,同样不需要手术。

另一方面,对于一些中晚期肿瘤,为了保证手术能够把肿瘤切除干净,医生会在手术之前为患者安排放化疗,让肿瘤局限在某一部位,然后再通过手术把它切除。对于这种情况,患者一定不要急于手术,先通过其他方式将肿瘤缩小后再手术,这样获得的效果会更好。

健康我来问

对于大多数人来说,肿瘤绝对算得上是比较严重的疾病了,所以很多人在自己或者家人确诊为肿瘤之后希望找专家来看病,如果不是专家就认为他看不好病,这种"唯专家论"对吗?

专家说健康

专家的临床经验肯定要更丰富一些,考虑得更细致一些,或者制订治疗方案会更全面一些，让患者和家属更放心，这是专家的价值。

　　但是就肿瘤的治疗而言，特别是中晚期肿瘤，可能需要多学科综合治疗，就如同刚才提到的在手术治疗之前还可能需要放化疗，这就需要多个学科的医生一起合作进行治疗。现在医学的分科越来越细，任何一个专家都不可能把所有学科的知识全部学会，所以现在有这样一种理念——多学科联合诊疗（MDT），即外科医生、放疗科医生、内科医生，以及影像科医生等多个学科的医生一起来为一位肿瘤患者进行诊疗。这种多学科联合诊疗模式可以保证多个专家看同一位患者，让患者获得更加完整、更加科学的诊疗。

健康我来问

　　很多人说得了肿瘤之后就不能回归正常生活了，这种说法可取吗？

专家说健康

　　让肿瘤患者回归正常生活和工作是所有医务人员的共同愿望，很多肿瘤患者经过积极治疗后能够回归正常生活和工作。刚才说过了，患者在接受放化疗的过程中会很难受，人很憔悴，抵抗力也很弱，但是经过一段时间，患者可以逐渐恢复，我希望每位患者都有这样的信心。同时，全社会都应该关心肿瘤患者，帮助他们尽快回归正常生活。

健康我来问

　　有人说一旦肿瘤到了中晚期，就代表没有希望了，也不用治疗了，对吗？

专家说健康

对于肿瘤患者来说,如果能够早期发现、早期治疗,预后肯定更好。但是很遗憾,目前很多肿瘤发现的时候就已经到了中晚期。对于中晚期肿瘤,现在也有很多治疗方法,包括手术、放疗、化疗、靶向治疗,目前中晚期肿瘤的治疗效果在不断提高。二十年前,如肺癌、肝癌,患者的生存期可能只有半年或者一年,但是现在随着治疗技术的进步、新药的研发和使用以及多学科联合诊疗,很多中晚期肺癌、肝癌患者的生存期可以达到三年、五年甚至更长时间。我相信随着现代医药技术的进步,患者的生存期将会继续延长。

健康我来问

对于肿瘤的治疗,一些人觉得中医没用,一些人觉得西医没用,两种观点哪个正确呢?

专家说健康

这两个极端的看法肯定都是不对的。中医是我们中华民族的瑰宝,经过几千年的传承,形成了独特的理论体系和治疗思路。在肿瘤的预防方面,中医强调"治未病"。在中晚期肿瘤的治疗方面,中医也在发挥积极作用,如减少放化疗的不良反应。如果要看中医,建议大家一定要到正规医疗机构的中医科,不要相信那些江湖游医以及所谓的"秘方"。西医的手术、放疗、化疗以及靶向治疗仍然是目前肿

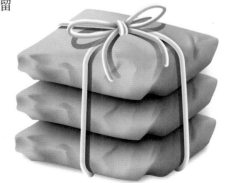

瘤治疗的主要手段。

健康我来问

很多人说生命在于运动，也有很多人说运动对肿瘤的益处不大，到底哪种说法是正确的？

专家说健康

生命需要适度运动，运动可以调节身体的功能状态以及精神状态，坚持进行适量运动是一种非常好的健康生活方式。运动可以改善人体的免疫力，可以预防多种疾病的发生，包括肿瘤。所以说，适当运动能够强身健体，是可以预防肿瘤的。

对于肿瘤患者来说，在治疗过程中或治疗后建议在身体条件允许的情况下进行适量运动。当然，还要注意运动方式和运动强度，具体可以咨询医生。

健康我来问

有没有一个运动标准，如一天走多少步比较合适？有种说法是肿瘤患者每天走5 000步是最健康的，这是真的吗？

专家说健康

其实并没有这种特别具体的运动标准，不同人，所患疾病不同，身体状态也不同，不适合采用相同的运动标准。在身体状态不太好的时候，每天走两三千步就可以；等到疾病恢复得差不多了，身体状态也逐渐好转了，可以尝试每天走四五千步。在身体完全恢复，已经回归正常生活的时候，只要体力允许，每天跑五千米也是没问题的。

结　语

　　如果能够早发现、早诊断、早治疗,肿瘤对于我们来说并非塌天大事。如果不幸罹患肿瘤,只要能够积极配合医生,调整好自己的情绪,获得家人朋友的帮助和鼓励,一定可以战胜病魔,回归正常生活。

作者简介

汪宏波

陈孝平院士健康科普工作室专家库及武汉市健康科普专家指导委员会成员，武汉医学会副会长、妇产科学分会副主任委员。华中科技大学同济医学院附属协和医院教授、博士研究生导师、主任医师。

一种可以预防的癌症——宫颈癌

华中科技大学同济医学院附属协和医院　汪宏波

据统计，宫颈癌是影响全球女性健康的高发癌症，发病人群呈现年轻化趋势。如花般的女性因为宫颈癌而香消玉殒，这实在令人惋惜。现在，已经有了卓有成效的预防手段，让女性远离宫颈癌的伤害……

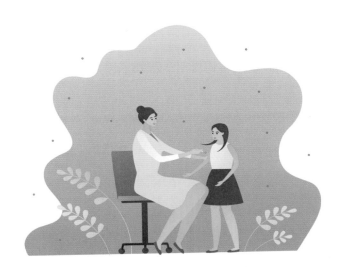

·················· **导 语** ··················

　　长期以来，宫颈癌一直是严重威胁女性健康的恶性肿瘤之一，而高危型人乳头瘤病毒（HPV）感染与宫颈癌的发病密切相关。女性如果能够接种HPV疫苗，同时开展宫颈癌筛查，则有望降低宫颈癌的发病率。很多女性觉得宫颈癌离自己很遥远，然而现实并非我们想象得那么乐观。究其原因，主要在于大家对宫颈癌的认识不足，或者说不了解宫颈癌早期筛查的重要性。

健康我来问

　　想要了解宫颈癌，首先得了解宫颈，您能和女性朋友介绍一下宫颈吗？

专家说健康

　　宫颈癌是指发生在宫颈阴道部或移行带的恶性肿瘤。子宫是女性孕育胎儿的场所，子宫呈倒置的梨形，生育期女性的子宫2/3是宫体，1/3是宫颈，其中有一部分和阴道相连，是胎儿分娩的出口，该部位容易被病毒感染，特别是人乳头瘤病毒，这种感染会导致宫颈癌的发生，而该部位也是宫颈癌的好发部位。

健康我来问

从宫颈病变发展到宫颈癌,一般需要经历多长时间?

专家说健康

人体一旦感染了 HPV,特别是高危型 HPV,那么它就会寄生在宫颈细胞中,导致宫颈细胞发生变化,引发病变,就是通常所说的癌前病变。从癌前病变到宫颈癌,经历的时间比较长,一般来说是 3~5 年甚至 5~10 年,这也提示我们应该利用这段时间对宫颈癌进行筛查。

健康我来问

目前宫颈癌的发病率如何?发病年龄有没有年轻化趋势?

专家说健康

我们获得的一些资料表明,宫颈癌在导致我国女性死亡的癌症中排名靠前。在世界上,每年有 50 多万人罹患宫颈癌,有 25 万 ~27 万人因宫颈癌死亡。近几年的资料表明,宫颈癌的年轻化趋势比较明显,特别是 20~40 岁女性,宫颈癌的发生率有所提高,这可能与性生活习惯改变和 HPV 感染不断增加相关。在这里郑重提醒女性朋友,务必要重视体检、加强预防。

健康我来问

说到宫颈癌,大家会想到 HPV,HPV 就是我们常说的人乳头瘤病毒,人乳头瘤病毒是不是导致宫颈癌的罪魁祸首呢?

专家说健康

从发病来看，宫颈癌最主要的致病因素就是感染了人乳头瘤病毒，特别是高危型人乳头瘤病毒，应该说 90% 以上的宫颈癌与感染人乳头瘤病毒有关。我们所说的高危型人乳头瘤病毒以 16 型、18 型为主。

健康我来问

宫颈癌的高危人群一般有哪些？

专家说健康

宫颈癌的高危人群，也就是感染人乳头瘤病毒可能性比较高的人群，如不洁性生活史、多个性伴侣、同性性行为人群，他们都属于高危人群，很容易感染人乳头瘤病毒。当然，人乳头瘤病毒主要通过性传播，也可通过非性行为传播，如垂直传播、接触传播。

健康我来问

既然人乳头瘤病毒这么可怕，是否感染了人乳头瘤病毒最后都会发展成宫颈癌？

专家说健康

可以这样说，80% 的女性在一生当中可能感染人乳头瘤病毒，但这并不可怕。在门诊我经常遇到一些女性患者拿着之前的体检资料特别焦急地问我："医生，我感染了 HPV，是不是马上就得宫颈癌了？"其实不是这样的，感染的人乳头瘤病毒大部分能够被我们自身的免疫系统清除，所以即便发现自己感染了人乳头瘤病毒也不需要过于焦虑，毕竟得宫颈癌的比例还是比较低的。

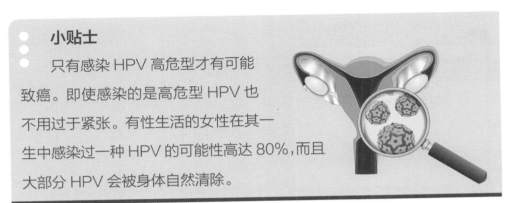

小贴士

只有感染 HPV 高危型才有可能致癌。即使感染的是高危型 HPV 也不用过于紧张。有性生活的女性在其一生中感染过一种 HPV 的可能性高达 80%，而且大部分 HPV 会被身体自然清除。

健康我来问

医生常说"早期发现，早期治疗"，那么应该如何进行宫颈癌的早期筛查呢？

专家说健康

早期筛查的方式目前主要有三种。第一种是宫颈细胞学检查，我国大部分基层医院会采用这种方式，通过宫颈细胞学检查来看一看宫颈细胞有没有问题，是不是发生了癌变。第二种是 HPV 检测，前面我们提到宫颈癌的发生最主要的因素就是 HPV 感染，如果没有 HPV 感染可能就没有宫颈癌，所以目前将 HPV 检测作为宫颈癌的主要筛查方法。第三种是比较完备的方案，即第一种和第二种方式结合，这种方式的优点是比较准确，缺点是价格相对高一些。女性朋友可以到正规的医疗机构进行宫颈癌的早期筛查。

在中国，我们建议有性生活的女性每 1~3 年应该在正规的医疗机构进行一次宫颈癌筛查。不要以结婚或者是以年龄为界限，而是要在开始性生活后每 1~3 年进行一次宫颈癌筛查，这个是需要大家注意的。

健康我来问

谈到宫颈癌的预防，我相信很多女性已经开始逐渐重视疫苗接种了，国内很多城市甚至一度出现预约不到 HPV 疫苗的情况。女性朋友可以在哪里接种 HPV 疫苗呢？

专家说健康

正规的医疗机构，包括定点接种医院、妇幼保健院、社区卫生服务中心都可以接种 HPV 疫苗。由于接种可能需要提前预约，具体情况可以提前咨询当地疾病预防控制中心。

小贴士

女性朋友可以通过电话咨询当地疾病预防控制中心，也可以到附近的社区卫生服务中心询问。通常情况下，只有符合国家规定的接种年龄才能顺利预约。预约后，女性朋友只要按照预约时间前往指定地点接种疫苗就可以了（需要携带身份证，未成年人需要监护人陪同）。接种后请按照要求留院观察一段时间。

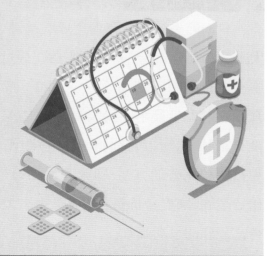

健康我来问

二价、四价、九价 HPV 疫苗的区别在哪里呢?

专家说健康

HPV 疫苗的"价"是指能预防 HPV 亚型的数目,价数越高,预防的 HPV 亚型越多。我们常见的二价、四价和九价疫苗是针对 2 种、4 种以及 9 种 HPV 亚型设计的。二价疫苗针对的是 HPV 16 型、18 型,四价疫苗在二价疫苗的基础上还包括 6 型、11 型。九价疫苗针对的是 HPV 6 型、11 型、16 型、18 型、31 型、33 型、45 型、52 型和 58 型这 9 个亚型,九价疫苗的防御能力更广。

健康我来问

我是不是可以理解为二价、四价、九价 HPV 疫苗所针对的亚型有区别,但是它们都可以起到有效的预防作用吗?

专家说健康

是这样的,在所有的 HPV 中,危险性最高的就是 16 型和 18 型两个亚型。在我国 70% 以上的宫颈癌是 16 型、18 型引起的,而二价疫苗已经覆盖了这两个亚型,能够有效预防 70% 以上的宫颈癌。建议大家不要为了盲目追求九价 HPV 疫苗而一再推迟接种时间,其实二价和四价疫苗也是非常好的选择。

健康我来问

一些女性朋友可能已经怀孕或者正在备孕,这个时候能接种 HPV

疫苗吗？接种后多久可以备孕？一些已经当了妈妈的女性，还有必要去接种 HPV 疫苗吗？

 专家说健康

虽然目前的研究并没有发现 HPV 疫苗对胎儿有不利影响，但仍然不推荐在妊娠期接种 HPV 疫苗。由于 HPV 疫苗中并没有病毒的 DNA，是非常安全的，而整个接种过程时间跨度比较长，如果在接种 HPV 疫苗后发现妊娠，则可以继续妊娠，待妊娠期结束后再进行接种。接种疫苗后 1 个月左右抗体滴度最高，在这个时间段建议避孕。

在接种 HPV 疫苗之前，建议女性朋友去医院复查一下 HPV。如果没有 HPV 感染，则可以接种疫苗；如果存在 HPV 感染，接种疫苗就没什么作用了。目前的 HPV 疫苗有两种，一种是预防性疫苗，一种是治疗性疫苗，治疗性疫苗还没上市，所以说如果已经感染了 HPV，则接种预防性疫苗就失去意义了。

 健康我来问

很多人会认为接种 HPV 疫苗后就不会得宫颈癌了，这是真的吗？

 专家说健康

前面讲到 HPV 有很多种亚型，其中一些是高危型，二价、四价、九价 HPV 疫苗均覆盖了一些高危型。在接种 HPV 疫苗后，如果感染了疫苗没有覆盖的高危型 HPV，则依然有可能得宫颈癌。所以即使接种了 HPV 疫苗，也并非万事大吉，还要记得每年做体检、做筛查。

健康我来问

在女性的一生当中,感染 HPV 的概率大吗?

专家说健康

大约 80% 的女性在一生中可能感染一次 HPV。22~45 岁的育龄期女性,HPV 感染的可能性为 70% 左右。

健康我来问

宫颈癌和年龄有关吗?

专家说健康

HPV 感染有两个高峰,一个是小于 25 岁,这与年轻女性性活跃有关;另一个是 55 岁以后,此高峰主要是由于年龄增大、机体免疫力降低所致。所以说对于有性生活的女性,都有可能感染 HPV,这就是我们反复强调要定期体检的原因。

健康我来问

HPV 疫苗能够保护我们多少年呢?

专家说健康

HPV 疫苗上市已经将近 20 年了,全球 100 多个国家的女性进行了接种,从目前的数据看,HPV 疫苗的保护期可以在 10 年左右。

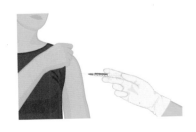

健康我来问

很多女生会说我接种过二价或者四价 HPV 疫苗，还能不能再接种九价 HPV 疫苗了？

专家说健康

二价 HPV 疫苗覆盖的是 16 型、18 型两个亚型，四价 HPV 疫苗在此基础上增加覆盖了 6 型和 11 型两个亚型，九价 HPV 疫苗覆盖的亚型更多，可见这三种疫苗之间覆盖的高危亚型是有重叠的。如果已经接种了二价 HPV 疫苗，我个人不建议再接种四价 HPV 疫苗了，尤其是在完成了整体接种流程之后，即三针打完之后，更不建议再接种四价 HPV 疫苗了。

同样道理，接种了四价 HPV 疫苗以后也不必接种九价 HPV 疫苗，因为四价 HPV 疫苗的保护效率足够高，再接种九价 HPV 疫苗保护效率只能增加 10%，实在是没有必要。当然，如果一定要接种，我只能说从理论上看这种做法对身体是没有负面影响的。

健康我来问

我们知道男性也会出现 HPV 感染，那么男性有必要接种 HPV 疫苗吗？

专家说健康

四价 HPV 疫苗覆盖了 HPV 6 型和 11 型，这两个亚型与男性生殖器疣以及肛门癌、阴茎癌的发生相关，所以建议有条件的男性接种四价 HPV 疫苗以达到预防疾病的目的，还可以防止男性将 HPV 传播给性伴侣。

健康我来问

在日常生活中,应该如何预防宫颈癌,平时需要注意什么?

专家说健康

宫颈癌的预防主要包括三级。

一级预防 接种 HPV 疫苗、健康教育和建立安全性行为。接种 HPV 疫苗是预防宫颈癌的第一道防线。在条件许可的情况下,推荐 9~26 岁的女性接种 HPV 疫苗,当然这个推荐的年龄范围在不同国家、不同机构有所不同,45 岁的女性也可以接种 HPV 疫苗。

二级预防 宫颈癌筛查和癌前病变治疗。女性朋友应该定期到正规的医疗机构进行健康体检和宫颈癌筛查,进行宫颈细胞学、HPV、阴道镜检查,必要时需要进一步治疗干预。

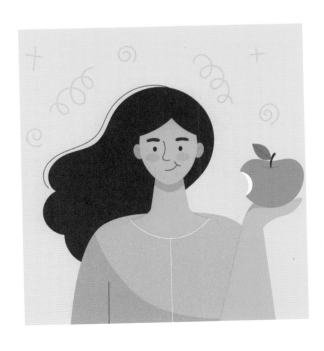

三级预防 治疗宫颈浸润癌。

在日常生活中，我们需要养成良好的生活习惯，摄入营养均衡的膳食、进行适量运动、保证充足的睡眠、戒烟、限酒、保持乐观的心情，这些都能帮助我们远离宫颈癌。

健康我来问

女性身体出现哪些症状需要及时就医？

专家说健康

像很多癌症一样，早期宫颈癌是没有任何特异性症状的。感染 HPV 以后导致的癌前病变可能出现一些阴道分泌物异常，如颜色和气味异常，之后会出现性生活后出血，一旦出现上述情况，女性朋友应该高度重视，及时到医院就诊。

结　语

2008 年，德国科学家因为发现了人乳头瘤病毒与宫颈癌的关系而获得了诺贝尔生理学或医学奖，自此，宫颈癌的预防进入了新时代，宫颈癌有望成为第一个因应用疫苗而被消灭的肿瘤。

作者简介

吕永曼

陈孝平院士健康科普工作室专家库及武汉市健康科普专家指导委员会成员,武汉医学会健康管理学分会主任委员。华中科技大学同济医学院附属同济医院教授、博士研究生导师、主任医师。

刘建华

陈孝平院士健康科普工作室专家库及武汉市健康科普专家指导委员会成员,武汉医学会常务理事。武汉市第六医院主任技师。

健康管理,你做对了吗

华中科技大学同济医学院附属同济医院　吕永曼

武汉市第六医院　刘建华

在我们的一生中,会遇到各种各样的健康问题,有身体上的,也有心理上的,做好全生命周期的健康管理,做自己健康的第一责任人,才能让我们在人生路上走得更远……

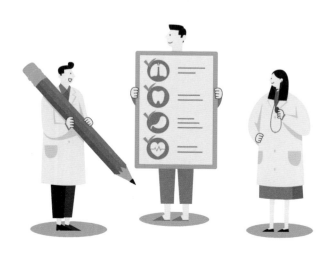

导 语

很多人将健康比作数字"1"，而将财富、名誉、地位比作数字"0"，当代表健康的"1"不存在时，后面有再多"0"也是枉然。

健康我来问

相信很多人听过"健康管理"，但什么人需要进行健康管理呢？ 只有患病人群才需要进行健康管理吗？

专家说健康

"只有患病人群才需要进行健康管理"这个观点显然是不正确的。患病人群的确需要进行健康管理，但是除了健康管理，他们还需要进行疾病管理，也就是说患病人群第一需要的其实是疾病管理。对于健康人，需要进行健康管理。

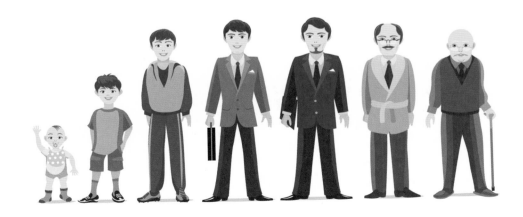

事实上，针对患病人群的管理是健康管理的一个部分，健康管理其实针对的是全社会、全人群、全生命周期。从社会到个人，我们都有责任将健康管理这项工作做好。

健康我来问

谈到健康管理，我脑海中浮现的问题便是什么是健康、健康管理究竟管理的是什么？

专家说健康

我理解"健康"应该是指人的身心以及社会等各个方面都处于一种良好的状态，这样就是健康的。健康包括两个核心内容，一个是身体健康，一个是心理健康，一个人只有身心都健康，才能较好地适应社会。

那么如何进行健康管理呢？健康管理针对的是全社会、全人群、全生命周期，所以健康管理应该由政府主导，专业机构指导，单位、社区协同管理，家庭和个人自我管理，这是我们多年来对健康管理的探索和理解。

人想要处于一种健康状态，良好的社会和自然环境必须由政府主导。作为医务工作者，应面对不同人群，采用不同的方法进行全社会、全人群、全生命周期的健康指导。同时，还应该动员社会力量、家庭力量和个人力量，每个人都要养成良好的生活习惯、行为习惯，保持良好的心理状态，这样才能把健康管理好。

健康我来问

提到"健康管理",很多人会觉得这种说法太过概念化,好像和现实生活离得比较远,真的是这样吗?

专家说健康

不是这样的,健康管理其实非常具体,如现在大多数人会每年进行一次体检,有些人甚至会每年进行两次体检,这就是我们每个人对于自己健康的管理。健康管理中心会在体检结束后给大家发一份专属于自己的体检报告,同时也会保存每个人的体检资料。这样大家就可以对自己历年的身体情况进行比较了。

健康管理中心的健康管理师以及医院的医生可以针对每个人的体检情况对其进行个体化的健康管理,针对大家的体检报告提出个体化健康改善建议。

我们每个人都是自己健康的第一责任人,首先要重视自己的健康问题,在每次体检后要认真听取健康管理师和医生的建议,认真执行,出现不适时要及时就医,只有这样,才是对健康负责。

健康我来问

大家可能对身体健康关注度更高,但是刚刚您也提到了心理健康,怎样才算是心理健康呢?

专家说健康

心理健康是健康的核心,可以从以下几个维度来判断一个人的心理是否健康。

首先，智力发育相对较好；其次，拥有比较完整的能适应社会的人格；最后，感知、情感反应和意志行为是协调的，而且是相对稳定的。

也就是说，如果一个人的智力正常，情绪比较平稳，并未出现病理性的情绪低落、焦虑等，始终都能积极、坚定地适应社会，从这个维度可以认为其心理是健康的。

当然，还有其他一些维度也很重要，如能够创造性地工作和学习，能够建立稳定的、适合文化背景的人际关系，这些都是判断一个人心理是否健康的重要维度。

健康我来问

大家对健康管理并不了解，会出现很多误区，最常见的是很多人认为健康体检等于健康管理，这种观点对吗？

专家说健康

这种观点不够全面。健康管理实际上是一个系统工程，健康体检只是初级的数据采集，不能将健康体检等同于健康管理。健康管理是一个过程，包括数据的采集，以及对采集的数据进行评估、监测，进而进行干预，最后达到健康促进的目的。

对于医疗单位，要针对不同人群进行有针对性的健康管理，如对于健康人群，要进行健康知识普及、健康教育；对于亚健康人群，要进行生活方式、行为方式干预、引导；对于患病人群，要对疾病进行规范化治疗。在心理健康方面，要针对特殊人群制订个性化的健康管理方案，这样才能使健康管理成为一个整体的、系统的工程。最后，还要把个人全生命周期的所有医疗检测数据连通起来，以更好地评估、监测身体健康情况。

健康我来问

有一种观点认为,健康管理是有钱人的事儿,健康管理和普通人关系不大,这种观点对吗?

专家说健康

在回答这个问题之前,我想先提出一个问题,是不是只有有钱人才会得病呢?显然,在疾病面前,人人平等,有钱人会得病,普通人也会得病,但是重视健康管理的人,可能少得病。大家都知道,有时候一次大病可能给我们的家庭带来沉重的负担,所以不管是有钱人,还是普通人,建议大家每年至少进行一次健康体检。

健康我来问

体检机构和医院的体检中心往往会为大家提供不同的体检套餐,应该如何选择适合自己的体检套餐呢?

专家说健康

体检机构和医院的体检中心的确会预先设计一些体检套餐以供选择,实际上套餐的选择主要是针对单位。单位组织体检,每个人的预算都差不多,体检机构和医院的体检中心会据此设计体检套餐。

如果是个人进行健康体检,体检机构和医院的体检中心会针对个人目前的状况以及他的家庭状况、生活习惯来制订合理的体检套餐。

当然在制订体检套餐的时候,还需要考虑年龄因素。老年人一般患病的可能性更大,还有一些疾病到了一定年龄发病率会增加,所以通常情况下老年人的体检项目会比年轻人多。

健康我来问

现在很多职场人士长期处于焦虑状态，有些人或许身体还比较健康，但是心理压力却很大，这部分人群应该如何进行心理调适？

专家说健康

焦虑是当今社会中发生率非常高、非常常见的一种精神心理健康问题，大家都感觉到紧张、难以放松，有时候睡不好，有时候会感到疲劳，这是一系列主观的不良体验。这里与大家分享一些简单的放松方法以改善焦虑状态。

第一，"为所当为，有所不为"，不能什么都去追求，什么都想要高标准达成，现代社会就业、工作、生活压力非常大，我们一定要懂得取舍。

第二，在遇到困难的时候、焦虑的时候，要知道如何去寻求帮助，如找人倾诉或者找到适当的方法宣泄情绪。

第三，建立一些有效的关系，如我们中国人都讲究守望相助，要借助一些有效的社会支持系统去缓解焦虑情绪。

第四，培养一些兴趣爱好，如下象棋、听音乐，或旅行，在焦虑的时候做一些自己喜欢的事，往往能够让我们平静下来。

第五，进行适度运动，有些运动可以很好地缓解焦虑，如慢跑、游泳。

如果这一系列方法都难以缓解焦虑，并造成主观上的痛苦，或者对学习、工作、人际交往产生严重负面影响，则要尽快到专业机构就诊。

健康我来问

现在网上有很多心理测试量表，大家是否可以通过网上的测试量表进行自测呢？

专家说健康

很多专业机构在其平台上会提供专业的心理测试量表,大家按照测试量表的条目去回答就好。专业机构常使用的一些测试量表,如焦虑自评量表,它们非常好用,而且非常容易上手,可以对我们的心理状态进行评估,结果也比较准确。

作为普通人,可以从两个维度来评价自己是否存在心理问题:第一个维度是觉得自己很紧张,我们人人都经历过紧张,紧张得难以放松;第二个维度是觉得自己很痛苦,有些事情自己做不了了。如果确实存在心理问题,则建议尽早就诊。

健康我来问

很多人存在睡眠问题,应该如何改善呢?

专家说健康

生活节奏加快、工作压力增加,一部分人出现了严重的睡眠问题,如睡不好、睡不着……

要改善睡眠,可以从改善睡眠环境着手,如卧室中的温度、湿度、气味、通风、光线,可以根据个人的偏好进行调节。当然,良好的睡眠习惯也非常重要,如在睡前不要进行剧烈活动;饮食一定要清淡,不要过饥或过饱;睡前不要大量饮水,以防频繁的夜尿影响睡眠。在睡前两小时做好个人卫生,如洗澡、洗头。另外,要在感到困倦以后再上床睡觉。

以上建议比较适合改善轻度睡眠问题。如果出现了严重的通过上述方法无法缓解的睡眠问题,则要到睡眠门诊就诊。

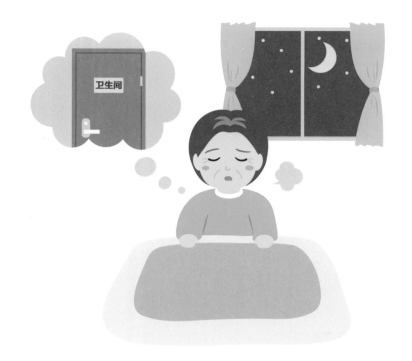

健康我来问

应该如何处理焦虑和抑郁等情绪问题呢?

专家说健康

对于焦虑和抑郁等情绪问题,一定要自知,即准确地判断,如使我焦虑的究竟是什么。我们可以通过一些网络平台、心理热线针对性地寻求帮助,进行自我识别。一些单位、学校会配备心理咨询师,大家可以充分利用这些资源。

当然,还可以向亲人倾诉,这也是一个很好的缓解焦虑、抑郁的方法。此外,还可以尝试进行一些力所能及的有氧运动,适度的有氧运动对缓解焦虑和抑郁是有帮助的。

最后一点也非常重要,如果焦虑和抑郁问题通过自己的努力没有办法缓解,自己感到非常痛苦,这时就要到专业机构就诊。

健康我来问

除了健康状态,我们经常听到亚健康状态,什么是亚健康状态? 能不能说一些我们可以对号入座的症状呢?

专家说健康

亚健康状态广泛存在于我们的生活中。大家认为亚健康状态并不是影响健康的主要因素,对此没有引起高度重视。事实上,肥胖、睡眠质量不佳以及焦虑等,这些都属于亚健康状态。

在健康管理过程中,亚健康状态是管理的重点。当然,要把亚健康状态管理好,必须从健康状态着手,即在健康人群中加强健康知识的普及和宣传教育,这样才能避免亚健康状态的出现,即便出现了亚健康状态,大家也能有意识地对它进行及时干预。如果亚健康状态长期存在,就有可能导致疾病的发生。

在目前这样的快节奏生活中,我们每一个人都有对美好生活的向往,而排在第一位的应该是健康。我们应该养成良好的生活习惯和行为方式,珍爱自己的身体,珍爱健康。一旦出现不适,应该在进行自我心理调适的同时寻求专业医生的帮助。

如我们会因为工作而感到紧张、焦虑,甚至长期熬夜,这些都需要进行自我调适,这样才能避免疾病的发生、发展。一旦确诊了某种疾病,应该按照医嘱规律用药、定期复查。一些高血压患者平常往往不注意改变生活、饮食习惯,也不按时吃药,总觉得高血压没什么大不了,实际上这种对于疾病的忽视是非常要不得的。

此外,我们要每年进行健康体检,了解自己的身体状况,在这个过程中要明白我们的检查指标哪些是正常的、哪些是异常的、异常的指标与正常值相差多少、如何进行改善……在体检之后,专业医生会对我们的健康状况进行综合评估,给出改善建

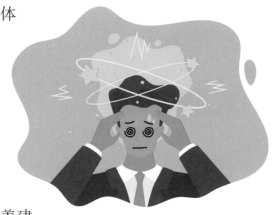

议,此时我们应该听从医生的建议,改变生活方式、积极治疗疾病。在高度紧张、繁忙的工作状态下,我们一定要注意自己的心理调适,维护身心健康。

 健康我来问

作为医生,能否给大家分享一些健康锦囊呢?

 专家说健康

我们说"要做自己健康的第一责任人",就是说我们要为自己的健康负责。这里和大家分享的健康建议如下。

首先,要保持学习健康科普知识的兴趣和动力。其次,培养自己强大的内心,这会让你在疾病状态下恢复得更快。最后,在日常生活中做到吃动两平衡。

小贴士

体检前的注意事项

1. 体检前三天内应该适当注意饮食,避免某些不当饮食影响检查结果

的准确性，如应该忌酒、饮食宜清淡，避免食用动物的血液制品。检查前一天晚八点后禁食，晚十二点后禁水。

2. 体检前一天要注意休息，保证充足的睡眠，避免剧烈运动和情绪激动。睡前最好洗个澡，做好个人卫生。

体检当天的注意事项

1. 检查当天应该空腹，待需要空腹检查的项目全部完成后再进餐。

2. 检查当天应穿着轻便、易于穿脱的服装，女性应尽量避免穿着连衣裙。

3. 女性应尽量避免穿着带有金属扣的内衣、佩戴饰品，以免影响 X 线等影像学检查的准确性。

4. 体检当天应避免化妆，以免影响医生的视诊。

5. 对于患有糖尿病、高血压、冠心病等慢性疾病且需要每日服用药物治疗的人来说，检查当天应该正常服用药物（具体情况可以提前咨询医生）。

体检后的注意事项

体检之后一定要领取并认真阅读体检报告，根据医生的建议改善生活方式。如果出现疾病征兆，要及时到医院进行进一步检查。

结 语

健康管理，管理出健康，大家一定要积极、主动地接受健康管理，参与自己的健康管理，注重身心健康。

作者简介

吕永曼

陈孝平院士健康科普工作室专家库及武汉市健康科普专家指导委员会成员,武汉医学会健康管理学分会主任委员。华中科技大学同济医学院附属同济医院教授、博士研究生导师、主任医师。

姚　颖

陈孝平院士健康科普工作室专家库及武汉市健康科普专家指导委员会成员,武汉医学会临床营养学分会主任委员。华中科技大学同济医学院附属同济医院教授、博士研究生导师、主任医师。

健康"食"为先，你的营养"达标"了吗

华中科技大学同济医学院附属同济医院　　吕永曼
华中科技大学同济医学院附属同济医院　　姚　颖

随着人民生活水平不断提高，营养供给能力显著增强，国民营养健康状况明显改善。然而，我们仍然面临营养不足与过剩并存、营养相关疾病多发以及营养健康生活方式尚未普及等问题……

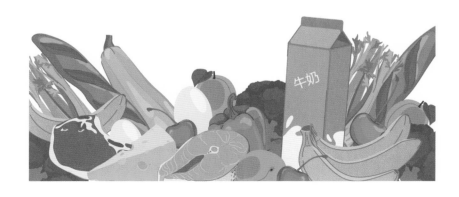

················· 导 语 ·················

　　对人类而言，营养意味着摄取食物，经过消化、吸收，利用其中有益的营养物质来维持生命活动；健康则指身体与自然环境和社会环境之间的动态平衡，是身体、精神和社会完善的状态。营养与健康密切相关，适当的营养可以促进健康。

健康我来问

　　目前，我国居民的营养状况是怎样的？相较于三十年前，在营养摄入方面是否变得更健康了？

专家说健康

　　目前，我国居民营养状况表现为营养不足与体格发育问题持续改善，居民膳食质量明显提高，主要表现在城乡居民能量和宏量营养素摄入充足，特别是优质蛋白，如肉、禽、蛋、奶摄入不断增加，居民平均身高持续增长，儿童青少年生长发育水平稳步提高，农村 5 岁以下儿童生长迟缓率显著降低，居民贫血患病率有所下降。

　　相较于三十年前，我国居民在营养摄入方面有很大进步，但受社会经济发展水平不平衡、人口老龄化和不健康饮食方式等因素的影响，在营养摄入方面仍存在一些问题。

　　➤ 膳食不平衡的问题突出，成为慢性病发生的主要危险因素。高油、高盐摄入在我国仍普遍存在，青少年含糖饮料消费逐年上升，全谷物、深色蔬菜、水果、奶类、鱼虾类和大豆类摄入普遍不足。

➢ 居民生活方式明显改变,身体活动总量下降,能量摄入和消耗控制失衡,超重/肥胖成为重要公共卫生问题,膳食相关慢性病问题日趋严重。

➢ 农村食物结构有待改善。农村居民奶类、水果、水产品等食物的摄入量仍明显低于城市居民,急迫需要油盐摄入、食物多样化等营养相关科普知识。

➢ 婴幼儿、孕妇、老年人等重点人群的营养问题应得到特殊关注。

➢ 食物浪费问题严重,居民营养素养有待提高。

健康我来问

从健康管理的角度看,我们的日常饮食存在哪些问题?

专家说健康

近年来,高血压、高血糖、高血脂、高尿酸以及肥胖等疾病在人群中的发病率明显增加,值得关注的是,年轻人和青少年患上这些疾病的比例也在明显上升。与之前追求吃饱不同,随着生活水平的提高,我们的饮食变得更加丰富和多样化,同时也出现了饮食过量或不均衡的问题,如摄入过多的油、盐、肉类,而全谷物、蔬菜、水果、豆制品、奶类摄入不足,精加工食品和含糖饮料摄入增加。此外,一些年轻人存在不吃早餐、经常外出就餐、偏爱夜宵等不良饮食习惯,这些行为很容易导致慢性病的发生。

健康我来问

衡量营养的指标有哪些? 如何判断自己是否存在营养不良?

专家说健康

可以通过一系列身体和生化参数衡量营养状况，其中包括身高、体重、身体质量指数（BMI）、上臂围、肱三头肌皮褶厚度、腰围、臀围、腰臀比、肌肉量、体脂率，以及血红蛋白、总蛋白、白蛋白、前白蛋白、肌酐/身高指数、维生素和矿物质等生化指标。在这些指标中，BMI、肱三头肌皮褶厚度、腰围、体脂率、前白蛋白和白蛋白是常用且重要的评估指标。

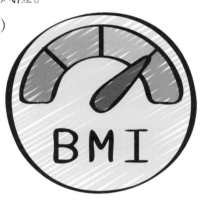

BMI 可用于判断一个人是否存在营养风险。计算 BMI 的方法是将体重（kg）除以身高（m）的平方，例如，一个人体重为 70kg，身高为 1.75m，$BMI=70/(1.75 \times 1.75) \approx 22.86(kg/m^2)$。如果 $BMI<18.5kg/m^2$，说明体重过轻；$BMI \geqslant 28.0kg/m^2$，说明体重过重，可能存在营养不良或者营养过剩的风险，最好由营养师或医生进一步评估。

健康我来问

食品标签主要看哪些信息，这些信息究竟代表什么？

专家说健康

食品标签是选择健康食品时的重要参考之一。以下是查看食品标签时可以重点关注的信息。

配料表　按照"用料量递减"原则列出食品原料、辅料和食品添加剂。根据配料在列表中的位置可以判断其用量多少。想控制某种成分的摄入时,可以选择该成分在配料表中位置靠后的食品。

营养成分表　显示每100g或每100mL食品中提供的能量、蛋白质、脂肪、碳水化合物、钠等营养成分的含量,以及各项营养素所占营养素参考值的百分比。消费者可以据此衡量食品的营养价值,确保摄入的营养素符合自身需求。

营养声称　通常说明食品的营养含量水平,如高钙、低脂、无糖;也可能指出与同类食品相比的优势,如增加了膳食纤维或减少了盐分。消费者可以据此更有针对性地选择适合自己健康需求的食品。

健康我来问

做饭的时候到底放多少盐、多少油才算健康?

专家说健康

根据《中国居民膳食指南(2022)》,每人每天盐摄入量不应超过5g,相当于一个啤酒瓶盖的量,包括烹调用盐和加工食品中含有的隐形盐。此外,成年人每天的油脂摄入量应控制在25~30g,相当于2.5~3汤匙的量。以三口之家天天在家吃饭为例,一年5L食用油的消耗应不超过5桶、500g一袋食盐的消耗应不超过10袋。

这一做法旨在帮助降低高血压、心血管疾病等慢性病的发生风险。烹饪时,可以根据个人口味和健康需求适当减少食盐和食油的使用量:使用香料、酸类食材等替代调味品来增加风味,以减少盐的使用;在选择烹饪油时,推荐使用健康的植物油,如橄榄油、菜籽油、花生油,尽量减少动物油(如猪油、牛油)的摄入。另外,建议采用健康的烹饪方式,如蒸、煮、炖,少用炒、煎、炸等烹饪方式,以减少食用油的用量。

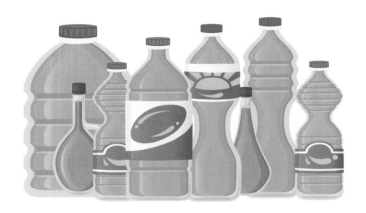

健康我来问

在健康管理方面，合理膳食有多重要呢？

专家说健康

健康管理中心会定期总结一些单位的体检数据，并且会对一些疾病的发病率进行排名，我们发现很多单位发病率较高的是代谢性疾病，如高血压、脂肪肝、肥胖、高尿酸血症。比如有一年，我们注意到一家单位员工整体的尿酸水平都高于其他单位，高尿酸血症的患病率高达35%。随后，经过与临床营养科医生合作，深入了解了该单位的餐饮情况，为厨师提供了烹饪指导，同时开展了员工膳食宣教工作。第二年该单位员工体检结果显示尿酸水平明显改善，高尿酸血症和高脂血症的患病率下降了4%左右。更令人振奋的是，许多员工反映家人相关的营养代谢性疾病也有所好转。这一案例彰显了饮食在预防和控制代谢性疾病中的关键作用。

健康我来问

普通人应该如何进行饮食搭配？ 日常膳食里哪些食材营养较为丰富？

专家说健康

《中国居民膳食指南(2022)》提出了饮食的八大准则:食物多样,合理搭配;吃动平衡,健康体重;多吃蔬果、奶类、全谷、大豆;适量吃鱼、禽、蛋、瘦肉;少盐少油,控糖限酒;规律进餐,足量饮水;会烹会选,会看标签;公筷分餐,杜绝浪费。八大准则可以帮助普通人做到均衡膳食。

在均衡膳食模式中,食物多样性是基本原则,应包括谷薯类、蔬菜水果类、畜禽鱼蛋奶类、大豆坚果类等。建议每人每天摄入 12 种以上食物,每周摄入 25 种以上食物。每日摄入谷类食物 200~300g,全谷物和杂豆类 50~150g,薯类 50~100g。推荐每日摄入不少于 300g 蔬菜、200~350g 水果,每天摄入 300mL 以上液态奶。成年人每日摄入动物性食物 120~200g,包括鱼类、畜禽肉和蛋类,减少过多的畜肉摄入,选择鱼和禽类,减少烟熏和腌制肉类的摄入。

丰富的营养来自均衡搭配。谷薯类、蔬菜水果类、畜禽鱼蛋奶类、大豆坚果类是均衡膳食中的四大基本食物类别。谷薯类包括主食谷类和根茎薯类,提供碳水化合物和能量;蔬菜水果类富含维生素、矿物质和膳食纤维,有助于维持健康;畜禽鱼蛋奶类提供优质蛋白质、钙和维生素等必需营养素;大豆坚果类含有丰富的植物蛋白质、优质脂肪和膳食纤维,对健康十分有益。合理搭配这四类食物,保证摄入的多样性、均衡性,有助于满足人体各种营养需求,维持身体健康。

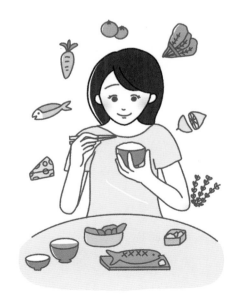

健康我来问

特殊疾病患者，如痛风、糖尿病、肾病患者，有哪些饮食禁忌？

专家说健康

痛风患者　高尿酸血症与摄入高嘌呤食物密切相关，高尿酸血症患者中只有约 15% 会发生痛风，另外 85% 的患者即便不发生痛风，却依然要面对可能的肾功能损害，所以只要有高尿酸血症，不论有没有发生痛风，都需要注意限制高嘌呤食物的摄入，如啤酒、海鲜、动物内脏、肉汁浓汤、甜食、含糖饮料。此外，适量饮水、限制酒精摄入、控制体重等也是高尿酸血症重要的健康管理措施。通过调整饮食和生活方式，可以有效降低尿酸水平，预防痛风及相关并发症，必要时可以考虑药物治疗。

糖尿病患者　除了在医生的指导下服用降糖药，还需要通过饮食管理控制血糖，详细的方法如下。

主食适量，粗细搭配：控制主食摄入量，适量摄入碳水化合物，优先选择全谷类主食，如糙米、全麦面包、燕麦，这些食物含有较多的膳食纤维和复杂的碳水化合物，有助于延缓血糖升高速度。

多选择低血糖生成指数（GI）食物：低 GI 食物对于糖尿病患者而言非常重要。低 GI 食物包括豆类、蔬菜、全谷类食物等，这些食物有助于降低血糖峰值、有效减缓餐后血糖波动。

调整进食顺序：在进餐时，可以先摄入部分蔬菜、肉鱼蛋奶和豆制品，最后再摄入主食。这种顺序有助于延缓碳水化合物的消化吸收过程，减少餐后血糖波动。

除了以上方法，糖尿病患者还应注意控制饮食的总热量、避免过度饥饿或暴饮暴食、规律进餐、适量分餐等。

肾病患者　饮食管理对于慢性肾病的控制非常重要。一般来说,慢性肾病患者的饮食建议如下。

限制蛋白质摄入:根据慢性肾病患者的不同分期,每人每天每千克体重摄入不超过 0.6~0.8g 蛋白质。

控制钠盐摄入,减少烹调用盐:由于肾病患者大多患有高血压,减少食盐摄入可以帮助控制血压,故应避免选择烟熏食品、加工肉类、蜜饯等高钠食物。

控制钾的摄入:避免高钾食物的摄入,如香蕉、土豆,不吃低钠盐。

控制磷的摄入:避免高吸收率无机磷的摄入,如加工食品和调味料。

另外,慢性肾病患者应在营养师的帮助下制订个性化的饮食计划,以满足患者的特殊需求。

健康我来问

蛋白粉真的可以增肌吗?

专家说健康

蛋白粉作为一种补充蛋白质的方式,有助于增肌和维持身体健康。适量食用蛋白粉可以促进肌肉的生长和修复,但需要在专业人士的指导下选择适合自己的产品和摄入量。长期食用蛋白粉,需要注意控制摄入量,以避免给肾脏带来负担,同时保证通过均衡饮食获取其他必需营养素。蛋白粉可以用来增肌,但应与合理饮食和适量运动结合,建议在专业人士的指导下制订个性化的饮食和运动计划,以达到健康增肌的目标。

健康我来问

有句老话叫"吃啥补啥",肾病患者可以通过多吃猪腰、羊腰补肾吗?

专家说健康

　　"吃啥补啥"这一朴素的养生观念在大众中具有一定的影响力,但并非所有情况都适用。一些动物内脏类食物,如猪腰、羊腰,富含蛋白质、维生素和矿物质,被认为有助于补益肾脏,能够提高身体抵抗力。然而,这些食物同时富含嘌呤和磷,对于肾病患者而言,应减少这类食物的摄入,以免加重肾脏负担。因此,肾病患者不应盲目遵循"吃啥补啥"的说法,应根据医生或营养师的建议选择适合的饮食,以保护肾脏健康。

健康我来问

　　喝水少会影响减肥吗?

专家说健康

　　适量饮水对于减肥至关重要,它能促进新陈代谢、帮助消化、维持身体功能,并有助于控制食欲。如果平时喝水过少,可能导致脱水,影响代谢率,使身体难以有效燃烧脂肪,从而影响减肥效果。另外,缺乏水分引起的口渴感有时会被身体误认为饥饿感,导致过度进食。因此,保持足够的水分摄入可以帮助人体区分口渴感和饥饿感,有利于控制热量摄入并提高减肥效果。对于健康人群,建议每天饮水 2~3L,特别是在运动后或气温较高时应适当增加水的摄入,结合均衡饮食和适量运动,有助于达到健康减肥的目标。

小贴士

不吃晚餐可以减肥吗

　　减肥的关键在于每天吃进去的热量比消耗的热量少,不吃晚餐能不能减肥,要看当天其他时间总共摄入了多少热量,如果早餐和午餐吃了很多,白天还有零食和加餐,摄入了过多的热量,那么就算晚上不吃,也还是会胖。即便在严格控制热量摄入的情况下不吃晚餐,短时间内体重可能降低,但也会降低基础代谢率,一旦饮食恢复,更容易胖回来。

此外,不吃晚餐可能因睡前的饥饿感而影响睡眠;不吃晚餐导致空腹时间过长,过多的胃酸会损伤胃黏膜,容易引发胃部疾病;部分人不吃晚餐但会吃夜宵,对于健康更加有害。因此,通过不吃晚餐来减肥的方式并不可取。

结　语

膳食中包含足够的蛋白质、碳水化合物、脂肪、维生素和矿物质,它们对于身体健康至关重要。均衡的饮食可以提供身体所需的各种营养素,维持器官的正常功能、改善免疫力、降低慢性病的发病风险,对于改善身体状态、提高生活质量、预防疾病具有重要意义。

作者简介

陶凯雄

陈孝平院士健康科普工作室专家库及武汉市健康科普专家指导委员会成员,武汉医学会普通外科学分会主任委员。华中科技大学同济医学院附属协和医院教授、博士研究生导师、主任医师。

姚　颖

陈孝平院士健康科普工作室专家库及武汉市健康科普专家指导委员会成员,武汉医学会临床营养学分会主任委员。华中科技大学同济医学院附属同济医院教授、博士研究生导师、主任医师。

牛奶的正确打开方式

华中科技大学同济医学院附属协和医院　陶凯雄
华中科技大学同济医学院附属同济医院　姚　颖

牛奶，被誉为"白色血液"，自古以来就被人类所珍视。它不仅是哺乳动物幼崽成长发育的天然食物，也是人类饮食文化中不可或缺的一部分。在许多文化中，牛奶及其制品象征着营养与健康，是家庭餐桌上的常客……

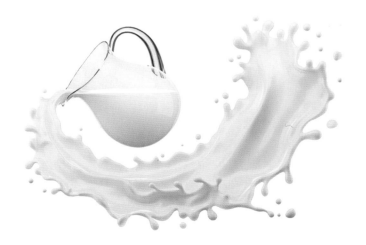

导　语

　　牛奶中含有丰富的钙质、优质蛋白、多种维生素和矿物质，对促进骨骼健康、改善免疫力和维持身体正常生理功能具有重要作用，一直以来都被人们视作"健康"的代名词。牛奶及其制品，如奶酪、酸奶，不仅丰富了人们的饮食选择，也因其独特的营养价值而受到推崇。

健康我来问

　　牛奶可以给身体带来哪些健康获益？营养缺乏的人是不是只要补充牛奶就够了？

专家说健康

　　牛奶是一种营养丰富的食品，富含蛋白质、钙、维生素 D 等营养物质，对人体的健康有很大益处。首先，牛奶中的蛋白质可以提供人体所需的氨基酸，有助于肌肉的合成和修复。其次，牛奶中的钙对骨骼健康至关重要，可以帮助预防骨质疏松症。然而，牛奶也有一些潜在的负面影响，如一些人对牛奶中的乳糖不耐受，喝了牛奶后会出现腹胀、腹泻等症状。此外，牛奶中的脂肪含量较高，过量饮用可能导致体重增加。

　　虽然牛奶是一种营养丰富的食品，但并不能提供人体所需的全部营养素。例如，牛奶中缺乏维生素 C、铁等营养素，因此营养缺乏的人需要多样化的饮食，以确保摄入足够的营养素。

健康我来问

什么是牛奶制品，它含有哪些具体的营养成分？

专家说健康

以牛乳类为基本原料，经浓缩、发酵等工艺加工而成的食品称为牛奶制品，包括鲜奶、奶粉、炼乳、酸奶和奶酪等。

牛奶制品几乎含有人体需要的所有营养素，除维生素 C 含量较低外，其他营养素含量都比较丰富，具有很高的营养价值，是膳食中蛋白质、钙、磷、维生素 A、维生素 D 和维生素 B_2 的重要来源。牛奶中还含有天然活性营养成分，如乳铁蛋白、免疫球蛋白、低聚糖、共轭亚油酸、乳矿物质、生长因子和核苷酸，具有调节铁代谢、促进生长和抗氧化等多重作用。

> **小贴士**
>
> **进口牛奶和国产牛奶，应该买哪个**
>
> 事实上，二者实际成分和营养价值相差不大，可能在价格、加工工艺、奶业标准和口感、味道上存在一定差异。如果考虑生产、保存、运输过程，国产牛奶可能更加新鲜。因此，建议以营养价值作为挑选牛奶的标准，选择正规、符合国家标准的牛奶饮用。

健康我来问

牛奶制品是如何分类的，应该如何识别牛奶的标签？

专家说健康

明分类 根据脂肪含量不同,可以分为全脂牛奶、脱脂牛奶、低脂牛奶。一般全脂牛奶的脂肪含量在 3.1%~4%,即 100mL 牛奶脂肪含量为 3.1~4g;脱脂牛奶的脂肪含量≤0.5%;低脂牛奶的脂肪含量≤1.5%。相比于普通牛奶,脱脂奶的脂肪含量更低,热量也更低,但脱脂过程使脂溶性维生素损失较多,一般供腹泻婴儿及需要少油膳食的患者饮用。如果担心全脂牛奶中的脂肪含量过高,会影响血脂或者诱发肥胖,可以选择脱脂牛奶或低脂牛奶。

高钙奶则是钙含量更高的牛奶。一般来说,1 000mL 牛奶中钙的含量≥120mg 才能被称为高钙奶。高钙奶中还会添加一些碳酸钙或乳酸钙,将钙含量提高至 150mg 左右,对人体补钙有更大的帮助。需要注意的是,含量和吸收是两回事,含量高并不等于吸收好。市面上很多高钙奶添加了碳酸钙、乳酸钙,从营养成分表上看确实能够提高牛奶中的钙含量,但人体不一定能完全吸收、利用。

看标签

一看配料表。排在配料表第一位的才是该产品的主要成分。以大家常见的三种牛奶制品为例:纯牛奶的配料仅为生牛乳,无任何添加剂。酸奶配料表的前两位依次为生牛乳、白砂糖,后面是食品添加剂;乳饮料的配料表中排在第一位的是水,第二位才是鲜牛奶,第三位是白砂糖,后面为食品添加剂。可见乳饮料的主要成分并非牛奶。

二看营养标签。营养标签包括营养成分表、营养声称和营养成分功能声称。其中最主要的是营养成分表,能够直接反映食品提供的能量和三大营养物质(蛋白质、脂肪、碳水化合物)、钠及其他营养成分的含量,以及该成分占营养素参考值的百分比。营养声称包括含量声称和比较声称，"高钙""低脂"属于含量声称，"减少脂肪""加钙"等属于比较声称。营养成分功能声称是指食品上可以采用规定用语来说明营养成分对维持人体正常发育和正常生理功能等方面的功能作用，如牛奶外包装上写的"钙有助于骨骼和牙齿健康"，这就是营养功能声称。

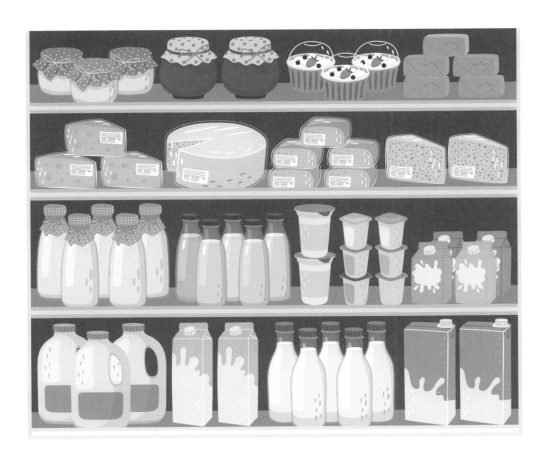

 健康我来问

青少年是否需要多喝牛奶？

专家说健康

青少年常喝牛奶有助于骨骼生长，也有益于身心健康。牛奶中的营养成分比较容易被人体吸收；牛奶中的钙、磷成分不仅含量高，而且比例适当，能帮助青少年健康成长。此外，牛奶中还含有具有镇定安神功效的活性物质 L-色氨酸，具有一定的助眠作用，晚上喝牛奶，有利于青少年的睡眠。

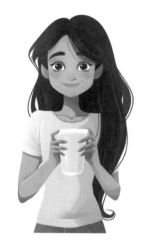

健康我来问

肠胃功能不佳的人可以喝牛奶吗?

专家说健康

对于肠胃功能不佳的人来说，是否可以喝牛奶需要因人而异。牛奶中含有大量的微量元素和矿物质，对胃黏膜有一定的保护作用。然而，牛奶中的蛋白质可能对某些人的胃肠道造成不适，如腹胀和腹泻。此外，乳糖不耐受也是一个常见原因，即人体缺乏足够的乳糖酶来分解牛奶中的乳糖，导致消化不良，引起腹胀、腹泻。

肠胃功能不佳的人在饮用牛奶前应考虑自身的乳糖消化能力和对牛奶蛋白的耐受性，应该避免空腹饮用牛奶，最好在饭后半小时少量饮用，以减少对胃肠道的刺激。如果饮用牛奶后出现不适，应考虑减少牛奶的摄入量或选择其他替代品。对于乳糖不耐受的人，可以选择饮用酸奶或去除乳糖的牛奶制品，酸奶中的乳糖含量较低，且含有益生菌，有助于改善肠道健康。对于存在胃病或消化性溃疡的人，建议在医生的指导下决定是否饮用牛奶。

健康我来问

牛奶可以代替水吗?

专家说健康

用牛奶代替水作为日常饮品不是一个健康的选择。牛奶虽然营养丰富,但含有较多的脂肪和糖分,长期大量饮用可能导致能量过剩,增加肥胖和心血管疾病的风险。牛奶中的蛋白质和矿物质需要足够的水分来帮助代谢。水是人体维持生命活动的基本物质,对调节体温、运输营养、排泄废物等至关重要。建议在保证充足水分摄入的情况下适量饮用牛奶。

健康我来问

可以空腹喝牛奶吗?

专家说健康

由于牛奶中含有较多的脂肪和乳糖,空腹时饮用可能导致消化不良,引起腹胀、腹泻等症状,特别是对于乳糖不耐受的人。此外,牛奶中的蛋白质在空腹状态下可能作为能量被快速消耗,而不是作为身体需要的氨基酸被有效利用。

建议在喝牛奶之前先摄入一些碳水化合物,如全麦面包、燕麦,这有助于减缓牛奶在胃中的排空速度,使蛋白质和其他营养素得到更好的吸收。同时,避免空腹饮用冷牛奶,以免刺激胃肠道。如果个人有特定的消化问题或健康疑虑,最好提前咨询医生或营养师。

小贴士

胃溃疡患者可以喝牛奶吗

牛奶中的蛋白质有助于中和胃酸,可能暂时缓解胃痛,但同时会刺激胃酸进一步分泌,对胃溃疡的愈合不利。因此,胃溃疡患者应避免大量饮用牛奶,特别是在溃疡活动期。胃溃疡患者通常可以适量饮用牛奶,但应避免空腹饮用,最好在饭后或与其他食物一起食用以减少对胃黏膜的刺激。同时,牛奶的温度不宜过冷或过热,以室温为宜。如果饮用牛奶后出现不适症状,如腹胀、腹泻,应停止饮用并咨询医生。

健康我来问

心血管疾病患者喝牛奶时需要注意什么?

专家说健康

乳制品在保护肝脏、抗炎、抗血管氧化、提高胰岛素敏感性、改善餐后胰岛素反应等方面具有积极作用,最新发表在《柳叶刀》的一项研究表明:与不摄入乳制品的人相比,每天乳制品摄入量达到 2 份以上的人(一份指 244g 牛奶/酸奶或 15g 奶酪或 5g 黄油),总死亡率降低 17%,心血管疾病死亡率下降 23%,卒中风险下降 33%。建议心血管疾病患者选择低脂牛奶和/或脱脂牛奶,以降低饱和脂肪酸的摄入量。

健康我来问

术后患者应该如何喝牛奶?

专家说健康

　　术后患者在恢复期的饮食应当遵循医生或营养师的建议,牛奶作为一种温和且富含营养的饮品,可以为术后患者提供蛋白质和钙质,有助于伤口愈合和骨骼健康。然而,牛奶也可能刺激胃酸分泌,对于胃肠功能尚未完全恢复的患者来说,可能需要谨慎饮用。

　　如果医生认为患者可以饮用牛奶,建议从少量开始饮用并注意观察身体反应。最好选择低脂或脱脂牛奶,以减少胃肠负担。避免空腹喝牛奶,可以在饭后或与其他食物一起饮用,以帮助消化。如果患者有乳糖不耐受,可以选择乳糖含量较少的牛奶或植物奶。此外,常温或稍微加热的牛奶可能比冷牛奶更容易被接受。如果患者在饮用牛奶后感到不适,应立即停止饮用,并咨询医生。

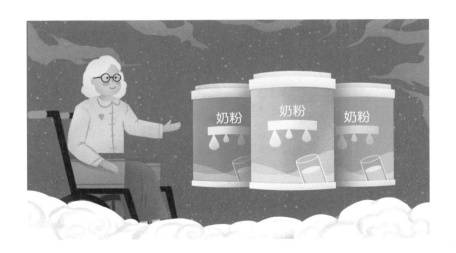

 健康我来问

　　牛奶会导致肿瘤吗?

专家说健康

牛奶是一种营养价值较高的食品，然而关于牛奶是否与肿瘤风险有关，科学界存在一些争议。近期的研究显示，在中国成年人中，较高的乳制品摄入量可能与总体癌症、肝癌、女性乳腺癌和淋巴瘤的风险增加有关。这些研究指出，每天多摄入 50g 乳制品可能使癌症总体发病风险升高 7%，肝癌风险升高 12%，女性乳腺癌风险升高 17%。但同时，这些研究也存在局限性，如无法区分不同类型的乳制品对癌症风险的具体影响，且某些癌症的统计效力较低。目前，尚不能确定乳制品摄入与癌症之间的因果关系，需要更多研究进一步探索。因此，牛奶与肿瘤之间的关系尚不明确，建议在享受牛奶带来的营养益处的同时，注意适量摄入，并关注个人健康状况。

健康我来问

肿瘤患者可以和正常人一样喝牛奶吗？

专家说健康

肿瘤患者的营养需求与正常人有所不同，他们的饮食需要根据具体的病情、治疗方案以及个人的营养状况来调整。

牛奶是优质蛋白和钙质的良好来源，通常情况下，肿瘤患者可以适量饮用牛奶。如果患者存在乳糖不耐受或者对牛奶中的某些成分过敏，应避免饮用。此外，某些癌症治疗可能影响骨骼健康，适量饮用牛奶可以帮助补充钙质，维护骨骼健康。

总之，肿瘤患者虽然可以喝牛奶，但饮食安排应根据个人情况和医生指导进行调整，以确保营养的充足和均衡，帮助身体应对疾病和治疗带来的挑战。

结　语

健康"食"为先,科学饮用牛奶是其中的重要一环。大家应该根据自己的年龄、健康状况和生活习惯适量饮用。同时,应注意牛奶的保存和食用安全,避免饮用未经巴氏消毒的生牛奶,以减少食物源性疾病的风险。在享受牛奶带来的营养益处的同时,还应关注膳食的多样和均衡,确保蔬菜、水果、全谷物、瘦肉和豆制品等各类食物的摄入。

作者简介

章军建

　　陈孝平院士健康科普工作室专家库及武汉市健康科普专家指导委员会成员,武汉医学会神经病学分会主任委员。武汉大学中南医院教授、博士研究生导师、主任医师。

摆脱痴呆阴影，
安享健康晚年

武汉大学中南医院　章军建

每个人都将老去，老人在享受岁月馈赠的睿智、豁达的同时，痴呆也如幽灵般潜伏在他们周围。如何帮助家中的老人摆脱痴呆的阴霾，如何让自己健康老去，这是每个人都必须面对的问题……

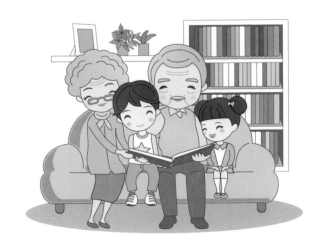

导　语

随着人口老龄化，认知障碍性疾病已经成为严重危害人民群众健康和影响社会可持续发展的重大疾病之一。流行病学研究显示，我国现阶段 60 岁及以上人群认知障碍患者高达 5 300 多万，其中痴呆患者 1 507 万。从 1990 年到 2016 年，我国痴呆患病率增加了 5.65%，预计到 2050 年，我国痴呆患者将超过 2 000 万人，给我国社会与经济发展带来沉重负担。

健康我来问

痴呆是一个漫长的过程，有哪些早期表现值得我们关注呢？

专家说健康

痴呆是一种和年龄相关的退行性疾病，"和年龄相关"往往意味着在中老年人，特别是老年人中，年龄越大越容易患病。痴呆病程较长，从没有症状到出现轻微症状，到出现明显症状，往往需要较长时间。

对于痴呆的症状，可以简单地归类为 ABC。A 是日常生活能力下降；B 是行为或情绪变化；C 是认知功能减退，认知功能主要包括记

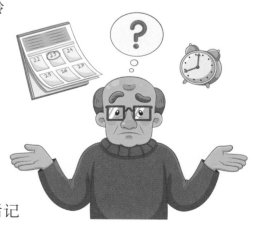

忆力、理解力、语言能力、空间定向能力，以及分析能力等。ABC 症状是痴呆的特征性表现，这些症状在早期不一定全部呈现。

健康我来问

痴呆和哪些因素有关？

专家说健康

首先是年龄，随着年龄的增长，痴呆的发病率逐渐升高，60 岁以上人群痴呆的患病率约为 6%，到了 75 岁患病率可以达到 8%，80 岁以上人群痴呆的患病率高达 10%~15%，这就是所谓的"和年龄相关"，也就是说年龄是痴呆的重要发病因素。部分痴呆患者的发病与遗传相关，约 5% 的痴呆患者的亲属中有人患有该病，这就是所谓的"家族聚集性"。

痴呆大部分呈散发性，发病可能与患者的个体因素、生活环境相关。如高血压、糖尿病等基础疾病，脑部创伤、长期不良情绪以及不良饮食习惯等，均和痴呆的发病相关。

小贴士

可能引起痴呆的疾病包括肝豆状核变性、脑积水、各种脑炎、神经梅毒、脑部肿瘤、硬膜下血肿等。其他如缺血性、缺氧性疾病以及中毒也会引起痴呆。

健康我来问

既然年龄越大，痴呆的发病率越高，那么是不是可以理解为痴呆是老年人的"专属问题"，离年轻人非常遥远呢？

专家说健康

　　确实，痴呆的发病人群主要是老年人，但并不意味着中年人甚至年轻人不会出现痴呆。有些痴呆是由脑部损伤所致，其发病和年龄无关，所以痴呆并不是老年人的"专属问题"。

　　在痴呆发病的前 10 年甚至更长时间，患者可能并未表现出任何症状，但脑部已经出现了一些病理变化，我们将这个阶段称为无症状阶段或者亚临床阶段，实际上这个阶段可能发生在中年人身上。痴呆的潜伏期特别长，尽管症状不明显或者没有症状，但可能早在发病的 10 年前患者脑部就已经出现了病理变化。

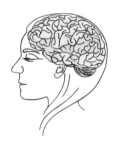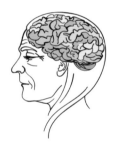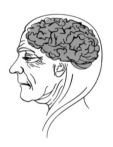

小贴士

"脑萎缩"就是"老年痴呆"吗

　　很多老年人看到自己的 CT 检查单上出现"脑萎缩"几个字就会特别紧张，害怕自己得了"老年痴呆"。其实，和头发日渐花白、肌肉日渐松弛一样，脑萎缩也可以是正常衰老的表现，并非一定是疾病的信号。

　　我们可以这样理解，很多健康的老年人会存在脑萎缩，而很多痴呆患者脑萎缩程度可能比较轻微，所以看到 CT 检查单上"脑萎缩"这三个字，千万不要过分紧张，可以和医生详细沟通，以便确定是否需要进行进一步的检查和治疗。

健康我来问

痴呆会不会出现漏诊呢?

专家说健康

对于痴呆来说,漏诊并不少见,这主要由两个因素导致,一个是老年人对于痴呆的相关健康知识了解比较少,认为人老了自然就会糊涂,"老糊涂"是正常现象。

另外一个是针对痴呆的临床诊断和治疗在技术上发生了变化。在过去,我们仅依靠临床症状去诊断痴呆,现在会应用脑部影像学检查以及脑脊液、血液中的一些标志物进行辅助诊断,如磁共振等影像学检查可以早期发现一些痴呆相关的病理变化,甚至在没有出现临床症状之前就可以对痴呆进行早期筛查。

这里提示大家,如果亲人中有人患有痴呆,或者是出现了一些早期症状,医生可以通过检查帮助患者进行早期诊断。

现在很多医院建立了记忆门诊,专门为老年人进行针对痴呆的早期咨询或者早期筛查。另外,一些健康体检套餐已经将认知功能检测纳入其中,这样就可以有效地帮助中老年群体筛查痴呆。

大脑皮质管理着人类的记忆、语言和思维等,痴呆会导致记忆力或者其他认知能力逐渐下降,同时会影响情绪,最终严重影响人们的日常生活能力,大家一定要重视起来。

健康我来问

现在痴呆已经成为影响老年人健康的"四大杀手"之一了,那么痴呆和阿尔茨海默病是一回事吗?

专家说健康

痴呆包括很多不同类型，其中就有阿尔茨海默病，它是痴呆中最常见的类型，占到痴呆的 50% 左右，所以一提到痴呆，大家首先想到的就是阿尔茨海默病，而阿尔茨海默病过去也被大家称为"老年痴呆"。

健康我来问

阿尔茨海默病的危险信号有哪些？

专家说健康

阿尔茨海默病的患者主要集中于老年人群，早期最常见的表现是记忆力下降，特别是情景记忆、近事记忆下降，患者对过去发生的事情记得很清楚，如他的小学老师是谁、他的孩子什么时候出生等，他都记得比较清楚；但是对近期发生的事情，如昨天晚上他跟谁在一起吃饭、今天上午谁给他打了电话，他却记不清楚了，总结起来就是"近事遗忘"。

如果家里的老人对于近期发生的事情记得不清楚，对比较久远的事情记得很清楚，这个时候我们就要警惕阿尔茨海默病的可能性。

健康我来问

不仅是普通人，一些知名的政治家、文学家也患有痴呆，是不是说用脑过度容易引起痴呆？

刚好相反。根据现在的研究发现，受教育程度更高的人、用脑更多的人，患痴呆的风险相对更低；换句话说，受教育程度更低的人、与人交流更少的人，患痴呆的风险相对更高，可见痴呆的发病和用脑较多无关。我们鼓励老年人多接触社会、多用脑。对于中青年人，则建议大家多学习、多接受教育，这可以在一定程度上降低痴呆的发病风险。

健康我来问

在网上有一些所谓的疾病自测表，那么痴呆能不能自测？如何及时判断家里的老人是否患有痴呆呢？

专家说健康

我个人认为不需要通过自测表判断家里的老人是否患有痴呆。我们可以重点关注一下老人是否出现了痴呆的早期表现，如经常忘词、近事记忆力下降；出现情绪改变，如抑郁、暴躁；在熟悉的路线中迷路；无法完成既往可以顺利完成的工作或者家务……这些都可能是痴呆的早期表现。

如果家中的老人确实出现了上述表现，应该怀疑痴呆的可能性，建议家属及时带老人到医院的记忆门诊就诊。在记忆门诊，医生除了与老人和家属进行交流外，还会利用一些工具帮助诊断。

通过这些工具，医生可以对老人进行认知功能评测。如医生会给老人看一些卡片，卡片上有一些词语。老人需要记忆并复述这些词语，几分钟以后，医生会通过一些方法确定老人还能记得多少词语，这主要是评测老人的记忆能力。

医生还会对老人的命名能力进行评测。如让老人对一些日常生活中的常用物品进行命名。部分老人无法对常用的物品进行命名，如他会说"这是演奏音乐的"，但无法准确说出"口琴"这一命名。

此外，医生会对老人的执行能力进行评测。如给老人一个信封和一张信纸。对于绝大多数人，知道写了信以后应该把信纸叠好放到信封里。医生可以发出指令，让老人将信纸放到信封里，然后让老人在信封上书写亲人或者朋友的名字。这个过程其实是对老人理解能力、记忆力、书写能力和执行能力的评测。

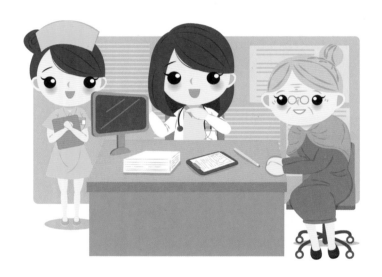

大家也许认为这些都是非常简单的测试，但如果老人存在认知功能障碍，则很可能无法完成上述指令。

认知功能包括理解能力、记忆力、书写能力和执行能力，在记忆门诊中通过让老人进行一些定量或半定量评测，结合影像学检查结果以及临床症状，进行综合分析，就可以判断老人是否存在认知障碍。

如果能够进一步明确老人认知障碍的程度以及认知障碍的类型，则可以进行痴呆的初步诊断并给予适当治疗。但是很遗憾，目前大家对于痴呆的关注度还不够,很多老人到医院就诊的时候病情已经到了比较严重的阶段,治疗效果往往不佳。

随着年龄的增长,痴呆的发病率会呈增高趋势,一旦出现早期症状,应该及时到医院的记忆门诊就诊,进行必要的评测。此外,不同类型的痴呆表现不尽相同,有些人主要表现为生活能力下降,有些人则主要表现为情绪问题。

健康我来问

痴呆有哪些具体的表现呢?

专家说健康

痴呆的表现包括日常生活能力下降、行为或情绪变化、认知功能减退,这是痴呆比较典型或者说共性的问题。当然,不同类型的痴呆可能具有不同的表现,如血管性痴呆,患者可能有卒中或者高血压病史,这种患者早期不一定表现为记忆力下降。记忆力下降是多数痴呆患者早期常见的症状,但有的患者早期表现为行为或情绪变化,或者是日常生活能力下降,所以说不同的痴呆患者,其表现可能并不相同。

健康我来问

相信很多年轻人会关注一个问题,如果家里的老人有痴呆,那么年轻人算不算高危人群?

专家说健康

如果患有痴呆的是年轻人的父母,则要关注患者的发病年龄,同时还要注意家族中是否有其他亲人患病。一般来讲,与遗传相关的痴呆,患者发病年龄往往比较低。一般情况下，阿尔茨海默病的发病年龄是 65 岁以上，如果年轻人的父母在 50 岁左右就发病，那么遗传的可能性比较大。此时，建议年轻人进行一些记忆以及遗传方面的检测，以便及时采取有效的预防措施。

 健康我来问

能否请您和大家分享一位给您留下深刻印象的患者？

 专家说健康

给我留下深刻印象的患者其实很多。有一些痴呆患者的受教育程度比较高，如我的患者中有一位大学教授，他在患病后还可以给学生上课，但是一些学生慢慢观察到，这位教授在讲话的时候经常忘词，同时他的性格也发生了一些变化，曾经非常注重仪表的他开始变得不修边幅了。一次偶然的机会，这位教授的学生和我聊起这件事，我建议他带着教授来门诊就诊。后来，这位教授真的来到了门诊，而我最初在和这位教授的交流中发现他似乎是正常的。

在交流中，教授的言谈举止看不出太大问题，但是我让他做了一个很简单的测试，首先在纸上画一个时钟，并在钟面上写出代表时间的数字，然后画出代表 9 点 30 分的时针和分针的位置。这是常用的认知功能评估测试。

如此简单的测试，这位教授画了半个小时也没画出来，这显然是有问题的。随后，我们对这位教授进行了其他方面的检查，发现他患有阿尔茨海默病。由于这位教授接受了很好的教育，他用他的知识、经验弥补了一些所谓的症状表现。

这里就引申出一个问题，对于早期认知功能减退，应该如何进行比较呢? 自己和自己比,还是和同龄人比?

一个受教育程度很高的大学教授,与一个小学文化或者说根本没有读过书的同龄人同时进行一项相同的评测,两者在认知和智力方面均存在差距,对于两者的评测结果进行比较意义不大。

对于早期认知功能减退,更为重要的是和自己的过去进行比较,当然医生还可以通过其他方法对疾病进行诊断。

这位患者给我留下了很深的印象,提示我当患者出现典型症状时,痴呆的诊断相对比较容易,但是在疾病早期,需要与患者及其家人、陪伴者进行充分交流,从交流中寻找疾病的蛛丝马迹。

健康我来问

对于痴呆,大家可能存在一些认识误区,很多老年人认为年纪大了,脑子不好使了、老糊涂了是正常的,这是真的吗?

专家说健康

在我看来,到门诊就诊的大部分老年人的"老糊涂"是一种疾病表现,当然有一部分老年人的"老糊涂"是正常老化,如80岁以后老年人的近事记忆相比其70岁或者60岁时确实有所下降,但是其他功能还是相对正常的,如理解能力、空间定向能力。我们要区别"老糊涂"究竟是正常老化,还是认知功能障碍的表现,而这需要一些功能评测和影像学检查加以区分。

健康我来问

很多人说人老了记忆力就会下降,很多老年人会频繁忘事儿,这真的是因为年龄大了吗?

专家说健康

人的衰老是自然规律，其中就包括记忆力下降，特别是近事记忆，中年以后近事记忆的整体趋势是下降的，这属于正常老化或者说是与年龄相关的老化，但是这种记忆力的下降不应该影响日常生活和社会功能。

虽然每个人的记忆力都可能存在差异，但是如果下降的程度已经对日常生活和社会功能产生了严重影响，就应该及时去医院进行相关评测，以期尽早发现问题。

健康我来问

有些人认为痴呆早治、晚治都一样，这是真的吗？

专家说健康

这种观点绝对是错误的，痴呆包括很多类型，其中一些类型是可以治疗的，如由于酒精中毒、药物中毒、外伤、脑肿瘤以及脑炎导致的痴呆，在上述情况得到治疗后，患者的认知功能是可以全部或部分恢复的，血管性痴呆在某种程度上也是可以治疗的。阿尔茨海默病的治疗效果相对差一些。还有一些痴呆，如果能够明确病因并针对病因进行有效治疗，那么痴呆的情况也可以缓解甚至治愈。

健康我来问

很多老年人退休以后就爱打麻将，那么打麻将能预防痴呆吗？

专家说健康

在我看来，打麻将也好，打游戏，或者从事其他老年人喜爱的活动也好,实际上是要用脑的,而且很可能是手脑并用。这些活动实际上对预防痴呆是有帮助的。当然,前提是适度,毕竟我们不建议老年人长时间打麻将,更不建议老年人熬夜打麻将。在适度的基础上,老年人参加一些他们感兴趣的活动,可以让他们的身心放松,和外界会有更多的信息交流,这样一方面有助于延缓认知功能减退,另一方面也有助于预防痴呆。对于我们来讲,良好的社交、丰富的环境、稳定的情绪,都有利于身心健康,其中自然包括脑健康。脑健康了,痴呆自然会远离我们。

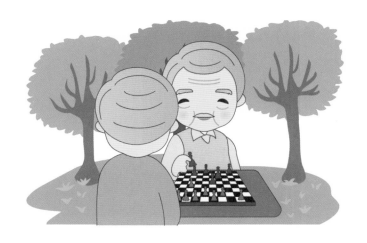

健康我来问

在老龄化社会,我们应该如何对待痴呆患者呢?

专家说健康

预防痴呆,首先是要关注老年群体,为他们提供良好的生活环境和就医条件,如定期进行体检,不仅关注躯体疾病,也要关注认知功能、脑功能。在家中、在社区,家属、朋友,或者社区工作人员应关注老年人,及时发现他们的情绪变化、认知功能或者生活能力下降。一旦出现痴呆的早期表现，家属应该尽早带老年人去医院就诊，医生会通过规范的检查对老年人进行诊断和治疗。

对于老年人自身，则要养成良好的生活习惯，保持营养均衡，进行力所能及的运动，如散步、慢跑、做健身操、打太极拳。培养一些自己的兴趣爱好，如唱歌、书法、绘画，多和身边的亲人朋友交流。

结　语

随着人口老龄化，痴呆的患病群体将不断扩大，我们应该动员全社会的力量积极关注老年人的健康问题，及时发现、及时解决，尽可能保护老年人的生活自理能力。当疾病发展到一定阶段，老年人的日常生活能力、社会交往能力受到影响时，除了要给他们提供必要的医疗支持外，还应在生活照顾、交通出行等方面为老年人提供帮助。

作者简介

刘智胜

陈孝平院士健康科普工作室专家库及武汉市健康科普专家指导委员会成员,武汉医学会儿科学分会主任委员。武汉儿童医院教授、博士研究生导师、主任医师。

眨眼、摇头、耸肩，真的只是活泼吗

武汉儿童医院　刘智胜

家里需要我们照顾的，除了老人，还有孩子。如果孩子出现了眨眼、摇头、耸肩等表现，千万不要认为他只是活泼而已。摆脱抽动障碍的困扰，孩子，我们慢慢来……

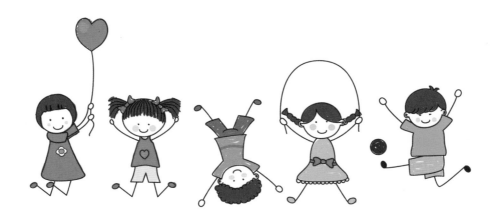

················ 导 语 ················

　　相信很多人，尤其是家有儿女的宝爸宝妈一定听过一个词——抽动障碍，这些被诊断为抽动障碍的孩子往往伴有眨眼、摇头、耸肩等动作。目前，抽动障碍的发病率逐年增加，根据统计，我国抽动障碍的发病率近10年来增加了6倍，每10名儿童中就有1名是抽动障碍患者。

健康我来问

　　什么是抽动障碍，抽动障碍有什么典型表现，孩子出现哪些反常行为或者动作家长要警惕抽动障碍的可能呢？

专家说健康

　　抽动障碍就是大家常说的抽动症，它是起病于儿童和青少年时期，以抽动症状为主要表现的神经发育障碍疾病。抽动症状包括运动抽动以及发声抽动，表现形式多种多样。抽动障碍可以表现为运动抽动，包括头、颈、肩、躯干和四肢多个部位的肌肉出现收缩运动，表现为频繁眨眼、经常摇头或挤眉弄眼以及踢腿、甩手动作，甚至腹肌抽动、全身抽动等。抽动障碍也可以表现为发声抽动，抽动时鼻部、口腔、咽喉部的肌肉收缩运动，由通过鼻腔、口腔或者咽喉部的气流引起异常发声，表现为吸鼻声、清嗓子声以及干咳声等，甚至是说脏话或者发出一些如同

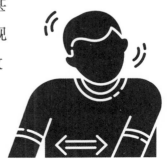

动物的叫声。

抽动障碍既可以表现为运动抽动，又可以表现为发声抽动，症状起伏波动，反复出现，一个症状出现后很可能过一段时间就会消失，进而出现新症状，也可以在之前症状的基础上叠加新症状。

抽动障碍的表现形式多样，还会伴有其他疾病，一半以上的抽动障碍患者伴有一种或一种以上其他疾病，如多动症、强迫症、焦虑症、抑郁症，有的还可以出现学习困难、睡眠障碍等。

这些疾病的表现其实也是抽动障碍的一部分，它使抽动障碍变得更加复杂和严重，所以在临床上医生不仅要关注抽动障碍本身的表现，同时还要关注伴有的其他疾病的表现，这样才能对孩子的病情有全面的了解，进行规范的诊断和治疗。

健康我来问

引起抽动障碍的原因是什么？它与遗传因素、心理因素以及环境因素是否有关系？

专家说健康

目前医学界尚未明确抽动障碍的病因和发病机制，推测可能与遗传因素、环境因素、心理因素、生物因素等相关，是在神经发育过程中各种因素综合作用的结果，具体情况到目前为止还不甚明确。抽动障碍具有遗传倾向，但它不是遗传性疾病。目前认为，抽动障碍与皮质-纹状体-丘脑-皮质环路功能异常所致的神经递质失衡相关。抽动障碍发现至今已经有接近 200 年的时间，但是针对它的病因和发病机制还有很多需要探索的内容。目前，世界范围内很多科学家在研究抽动障碍，希望未来能够明确这种疾病的病因和发病机制，使患者能够接受更为有效的治疗。

健康我来问

如果孩子有抽动障碍的倾向应该怎么办？要去哪个科室就诊呢？

专家说健康

抽动障碍的孩子具有运动抽动和发声抽动的表现，无论是眨眼、耸肩、摇头，还是发出怪异的声音，甚至是说脏话，这些都是抽动障碍的临床表现。如果孩子反复出现上述表现，就不应该将其理解为"孩子小动作多"了，而是应该将其视为一种反常行为，要警惕抽动障碍的可能性。

此时，建议家长及时带孩子到医院就诊，在综合性医院可以去儿科就诊，在儿童专科医院则可以去儿童神经科、儿保科、发育行为科、精神心理科就诊。部分孩子可能伴有强迫症、焦虑症、抑郁症等情况，此时最好带孩子到精神心理科进行进一步诊疗。接受专业、规范的诊断和治疗，对于抽动障碍患者的病情控制是非常有帮助的。

健康我来问

抽动障碍会给孩子带来哪些危害，它会造成孩子的学习困难或者社交障碍吗？

专家说健康

抽动障碍会给孩子带来功能损害，会影响孩子的学习、日常生活和社会交往等。对于学龄期抽动障碍患者，如果在学校里频繁发生抽动，甚至在上课的时候发出一些怪异的声音，不仅会影响自己和其他同学听课,还会给自己带来很大的心理负担。

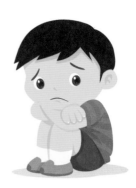

同时,抽动障碍的孩子往往注意力不够集中,上课无法认真听讲,这样会影响他的学习成绩,导致学习困难。另外,抽动障碍的孩子会担心在同学或者老师面前出现抽动表现,这会让他产生自卑感、病耻感,不愿意和同学交往,引发社交障碍。

健康我来问

抽动障碍的诊断标准是什么?

专家说健康

目前还缺乏特异性的抽动障碍诊断指标,往往是通过抽动症状以及伴随的心理、行为和精神方面的表现进行临床描述性诊断。根据临床特点和病程,通常将抽动障碍分为三种类型,即短暂性抽动障碍、慢性抽动障碍,以及 Tourette 综合征。

短暂性抽动障碍病情比较轻,病程比较短,往往表现为运动抽动或者发声抽动,如前面提到的一些症状表现,持续时间比较短,通常在 1 年以内。慢性抽动障碍仅表现为运动抽动或者发声抽动,持续时间相对比较长,可以在 1 年以上。Tourette 综合征病情相对较重,可以同时存在一种或多种运动抽动、发声抽动,持续时间相对比较长,通常在 1 年以上,甚至持续多年。

健康我来问

抽动障碍会被误诊吗?

专家说健康

大家要正确认识抽动障碍的诊断，还要注意该病很容易被误诊，所以医生要进行鉴别诊断。如孩子的眨眼行为，容易被误诊为是急性结膜炎；擤鼻子的声音，容易被误诊为过敏性鼻炎；清嗓子、干咳的声音，也容易被误诊为慢性咽炎，甚至被误诊为呼吸系统疾病引发的咳嗽；即便是专业的儿童神经科医生，面对孩子的抽动症状，也有可能误诊为癫痫发作。对于抽动障碍，鉴别诊断非常重要，脑电图等相关辅助检查可以帮助医生进行鉴别诊断。

健康我来问

抽动障碍的一些表现与多动症比较像，两者有区别吗？

专家说健康

抽动和多动是两个不同的概念，抽动障碍和多动症是两种不同的疾病。刚才我们已经介绍了典型的抽动症状，如运动抽动和发声抽动。对于多动症，通常表现为行为异常，孩子往往特别好动、坐不住，上蹿下跳、注意力不集中，不能专心地做某一件事情。另外，这种孩子往往比较任性、爱发脾气、不守规矩、自控能力比较差。

虽然说抽动障碍和多动症是两种不同的疾病，但是两者可以在同一位患者身上存在，临床上抽动障碍患者中一半以上患有多动症，这种情况需要引起临床医生的关注。我接诊过一位 8 岁的小朋友，他是一年前开始治疗，当时他的家长在描述病史的时候提到孩子在 6 岁时就有抽动表现，当时是眨眼睛、发出怪异的声音，症状时好时坏。上学以后，老师反映孩子在上课的时候坐不住，也不认真听讲，在家表现得也比较任性，

不听父母的话。这个孩子的情况就是典
型的抽动障碍伴有多动症。

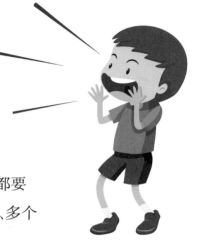

经过规范的诊断、治疗以后,现在
孩子的抽动症状基本得到控制,多动症的
表现也明显好转,学习成绩有了进步,也
能守规矩了,当然孩子还要继续进行随访。
不论是医务人员、家长,还是学校里的老师,都要
提高对于抽动障碍的认识,需要从多个层面、多个
维度做好抽动障碍患者的管理。

 健康我来问

确诊了抽动障碍,是不是都需要吃药?什么才是治疗抽动障碍的
良方?

 专家说健康

对于抽动症状比较轻、病程比较短的孩子,往往需要进行心理疏导
和家庭指导,不需要进行药物治疗,这时可以等待观察。

如果抽动症状比较重,病情表现比较明显,已经影响到孩子的学
习、生活甚至社会交往,此时就需要在做好心理疏导、家庭指导的基础
上进行药物治疗。对于抽动障碍的药物治疗,目前临床应用较多的有
硫必利、阿立哌唑等。还有可乐定透皮贴片,每周贴一次,比较方便,而
且临床效果不错,特别是对于抽动障碍伴有多动症的孩子,这是一线用
药选择。

临床上还有一些药物能够治疗抽动障碍,但是由于药物的不良反应
问题,往往作为二线治疗药物,如氟哌啶醇。医生会根据孩子病情的严

重程度选择单药或者联合用药。对于伴有强迫症、焦虑症、抑郁症或者
其他心理行为障碍的孩子，在心理疏导和药物治疗的基础上，往往需要
额外添加心理行为治疗。临床上我们还会遇到一些难治性抽动障碍患
者，他们往往病程比较长，常规药物治疗效果不佳，一些患者伴有的其他
疾病表现也比较明显，疾病迁延不愈，严重影响孩子的学习、生活以及社
会交往。针对这种情况，往往需要联合药物和心理行为治疗，也可以采
用中西医结合治疗，必要时还可以采用神经调控治疗。对于特别难治的
青少年及成年患者，可以尝试进行功能神经外科手术治疗。

　　医生会根据抽动障碍患者的不同病情，制订个体化的治疗方案，使
患者的病情得到控制。在抽动障碍的治疗过程中需要家庭的配合，只有
医务人员和家长一起努力，才能给予孩子全方位的治疗和照料。

健康我来问

如果孩子出现抽动障碍，家长需要观察多长时间？

专家说健康

　　对于病情比较轻、病程比较短的抽动障碍患者，家长可以对其进行
观察，主要是看抽动障碍是否影响孩子的学习、生活以及社会交往。作
为家长，首先要对抽动障碍建立正确的认识，能够正确面对抽动障碍。
抽动是疾病的症状而不是孩子调皮捣蛋，疾病本身是可以治疗的。在此
基础上，家长要有放松的心态，很多家长会非常焦虑，这会给孩子的后续
治疗带来不利影响。抽动障碍既不是遗传性疾病，也不是传染性疾病，
对智力没有特殊影响，只要配合医生进行规范治疗，孩子的病情就能得
到控制。

　　在此特别提醒家长，不要过度提醒孩子他的抽动症状，无论是运动

抽动还是发声抽动，家长说得越多，孩子压力越大，症状反而可能变得越严重。

对于孩子的抽动症状，有时候家长甚至可以视而不见，应该给孩子多一些陪伴，多一些关爱，进行正向引导，而非打骂体罚，有时候严厉管教往往适得其反。当然，引导需要适当，也不要过于娇惯。

抽动障碍患者需要接受教育，如果孩子病情比较重，家长需要和学校的老师做好沟通，让老师清楚了解孩子的一系列行为是由于疾病导致的，并非调皮捣蛋。对于学龄期的抽动障碍患者，如果能够获得老师的理解，将会有助于孩子的后续治疗。除了老师，同学的理解也很重要，老师和家长应该共同努力，消除同学对于孩子的歧视。

在日常生活中，对于抽动障碍患者，家长要避免患儿接触一些不良刺激。什么是不良刺激呢？如电子游戏、血腥的枪战片以及紧张的恐怖片，这些都是不良刺激。在饮食上，要让孩子少吃刺激性食物，饮食要清淡一些，不要吃得太咸，也不要吃得太甜；少吃巧克力等零食，避免饮用含有咖啡因的饮料，上述建议有利于疾病的恢复。

还要注意一点，要让孩子做一些放松训练，这很重要。在学校，要让孩子多参与体育活动、文艺活动，抽动障碍患者往往精力特别旺盛，需要通过运动释放精力，这样也有助于病情缓解。一些运动，如打球、跑步、骑车，对于孩子的病情控制是非常有帮助的。

此外，家长还要注意抽动障碍患者的日常生活管理，这是非常必要的。很多家长对于孩子的学习要求比较严，孩子的学习负担相对比较重，家长要适当地为孩子减轻学习负担，保证孩子的睡眠。睡眠不足同样会对病情产生不利影响。

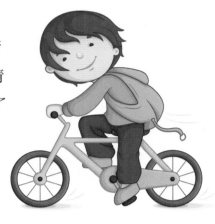

有些家长比较纠结是否应该将病情告诉孩子。我的建议是家长应该将病情如实告诉孩子，不要隐瞒。孩子在了解了疾病相关知识后，可以更好地配合医生的治疗，也能在一定程度上缓解孩子的自卑感和病耻感，这对病情的缓解是非常有帮助的。

总而言之，作为抽动障碍患者的家长，需要对疾病有正确的认识，也需要以良好的心态面对疾病，配合医生进行规范治疗，只有这样才能正确地引导孩子、帮助孩子。

 健康我来问

抽动障碍的预后如何？

 专家说健康

相信大家都非常关心抽动障碍的预后问题。在临床上，抽动障碍与神经发育相关，预后相对良好，一半以上的孩子在青春期或者在成年以后可以达到临床治愈，症状得到控制，可以正常地生活、学习和工作。还有 30%~40% 的孩子到成年以后依然存在抽动症状，甚至还有一些其他疾病的表现，但是程度比较轻，对生活和工作影响不大，可以不进行治疗。以上是我们通过长期临床观察得出的结论。

当然，还有少部分患者的症状会从童年一直持续到成年，在成年以后症状依然比较明显，甚至伴有其他疾病，主要以强迫症、焦虑症、抑郁症为主。这会严重影响患者的生活和工作，甚至是婚姻状况。对于这类患者,需要进行专业、规范的综合性治疗。

······ **结　语** ······

　　抽动障碍是一种可以治疗的疾病,只要家长能够积极配合医务人员,让孩子接受规范的诊断和治疗,绝大多数孩子可以达到临床治愈,回归正常的生活和学习,成年以后的工作和婚姻也不会受到影响。

　　希望家庭、学校和社会都能够正确看待抽动障碍,给这些孩子多一些关爱,多一些帮助,让他们能够健康成长。

作者简介

刘忠纯

　　陈孝平院士健康科普工作室专家库及武汉市健康科普专家指导委员会成员。武汉大学人民医院教授、博士研究生导师、主任医师。

成长的烦恼——"躁动"的青春期

武汉大学人民医院　刘忠纯

青少年时期不仅是身体快速发育的时期，也是自我意识不断增强的时期。家长不应只关注他们的生理健康，而忽视他们的心理健康，否则有可能无法及时发现青少年心理疾病……

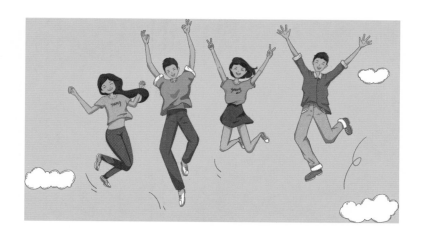

导　语

　　青少年时期是人体生理及心理逐渐成熟的特殊阶段,尚未形成健全的人格,面对挫折与压力时容易出现心理问题。在这一时期,家庭环境、校园环境以及社会环境对青少年的心理健康会产生巨大影响。如果在这一时期出现心理问题,而且问题得不到妥善解决,将会影响到其成年期的身心健康。

健康我来问

　　结合目前的临床数据以及社会现状,我国青少年心理健康状况如何?

专家说健康

　　根据中国科学院印发的《中国国民心理健康发展报告(2019—2020)》显示,我国青少年抑郁检出率呈逐年升高趋势,且抑郁水平随着年级升高而提高。特别是高中阶段的抑郁检出率,已接近四成,其中重度抑郁的检出率为10.9%~12.6%。2020年,我国青少年抑郁检出率为24.6%,其中重度抑郁检出率为7.4%。

　　青少年对于心理疾病认识不足,求助手段不专业,因此受到心理问题的严重困扰。除此之外,还有其他一系列心理疾病也好发于青少年,如孤独症、多动症、网络成瘾,上述因素容易导致青少年时期的情绪问题。根据武汉市最新的流行病学调查数据表明,15岁以下的儿童青少年

精神障碍的患病率达 15.3%，这给个人、
家庭及社会均带来了沉重负担，因此
需要全社会共同关注青少年的心
理问题。

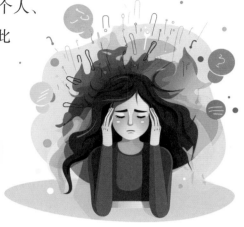

健康我来问

　心理问题会给青少年、家庭
和社会带来哪些负面影响呢?

专家说健康

　青少年时期是整个人生中特别关键的时期，是儿童心理和生理逐渐
向成年人过渡的时期。如果在这个时期出现心理问题，可能对人际交往、
学习状态、社会功能等各方面造成严重影响，甚至引发精神疾病，严重者
可能出现自残或自杀行为，甚至威胁生命安全。此外，青少年的心理问
题也会对整个家庭造成严重影响，父母不良的教养方式以及紧张的家庭
关系均会导致青少年的心理问题，青少年出现心理问题后会进一步导致
家庭关系恶化，形成恶性循环。青少年是社会的希望和国家的未来，青
少年厌学、网络成瘾、社会适应不良等心理问题会给整个社会带来不良
影响。因此，青少年的心理问题值得全社会高度关注。

健康我来问

　常见的青少年心理和精神疾病有哪些?

专家说健康

　青少年常见的心理和精神疾病大致分为几类：首先是神经发育性

疾病,如孤独症、注意缺陷多动障碍。孤独症主要表现为社交障碍、局限的兴趣、刻板的行为方式等,多数患者伴有不同程度的精神发育迟滞;注意缺陷多动障碍主要表现为注意缺陷、行为冲动和情绪冲动,常伴有学习障碍、情绪障碍及适应障碍等。其次是情绪障碍,如抑郁症和焦虑症。抑郁症主要表现为情绪低落、兴趣减退、快感缺乏等;焦虑症主要表现为过分的紧张担心,伴有自主神经功能紊乱等躯体症状。这些情绪障碍可导致青少年注意力、记忆力等认知功能下降,严重影响患者的社会功能。在青少年时期,还会出现一些比较严重的精神疾病,如早发的精神分裂症。除此之外,还会存在一些行为问题,如冲动行为、自残行为以及进食障碍,如神经性贪食症和神经性厌食症,这些行为问题常伴发于情绪障碍。

健康我来问

如果孩子出现了心理或精神疾病,什么时候需要就医?

专家说健康

判断青少年心理或精神疾病的严重程度,一般取决于他们的自身感受。家长首先可以通过纵向比较他们的情绪稳定性进行判断。例如,以前性格外向的孩子突然变得沉默寡言、不愿与人交流、不愿出门、不愿上学;或者以前性格内向的孩子突然变得情绪高涨、兴奋话多、易激惹,这些都是家长通过与孩子既往表现纵向比较得出的结论。其次,需要与同龄人进行横向比较,不同年龄阶段的孩子所对应的心理状态不同,如青少年时期需要在学校学习、与同龄人保持良好的人际关系,如果孩子与大部分同龄人,尤其是同学相比,无法正常学习、无法维持正常的人际交往,这就需要引起家长的高度重视,需要带孩子去正规的医疗机构寻求专业帮助。

近几年，整个社会对青少年心理问题的关注度越来越高，在精神科门诊主动就诊的青少年患者比例越来越高。发现青少年心理问题，家长可以在与孩子沟通后直接带孩子去正规医疗机构的精神科就诊；如果孩子不愿意到精神科就诊，建议寻找专业的心理咨询机构，机构里专业的心理咨询师也会对青少年的心理问题有一定帮助。另外，目前大部分学校配备了心理咨询室和专业的心理咨询师，当孩子出现心理问题时，可以去学校的心理咨询室接受心理疏导，这些都是行之有效的改善青少年心理问题的方式。

 健康我来问

青少年情绪障碍中比较常见的是抑郁症，什么是抑郁症，抑郁情绪就是抑郁症吗？

 专家说健康

抑郁症的临床表现包括两大核心症状，首先是情绪低落，就是开心不起来；其次是兴趣下降和快感缺失，这两点是抑郁症诊断的必备症状。抑郁症还会伴发一些其他症状，如睡眠质量下降、食欲下降、自我评价过低、做事主动性下降、注意力集中困难，甚至出现一些自残、自杀的意念与行为，这些均是临床上常见的抑郁症的表现。

在生活中，每个人都会存在抑郁情绪，但抑郁情绪不一定被诊断为抑郁症。抑郁症的诊断除了要满足上述症状标准，还必须满足病程标准及严重程度标准。病程标准，即上述抑郁症状必须持续 2 周以上；严重程度标准，即患者能自己主观感受到痛苦，并严重影响其社会功能。满足以上的症状标准、病程标准及严重程度标准，才能被诊断为抑郁症。

健康我来问

抑郁症严重危害青少年的身心健康,那么,抑郁症是如何产生的,具体的发病机制是怎样的?

专家说健康

抑郁症的产生原因目前尚不清楚,可以确定的是抑郁症的发病是由于先天因素(遗传因素)与后天因素(环境因素、社会心理因素)共同作用导致的,先天因素可能占小部分,起主导作用的是后天因素。

后天因素,即环境因素和社会心理因素方面,首先青少年正处于人生发展的关键时期,这个时期的经历对其心理健康影响巨大,包括学业方面的压力、人际交往方面的压力等,如目前受到广泛关注的校园霸凌问题,不良的校园环境以及紧张的同学关系会更容易引发青少年的心理问题。其次,涉及早年成长环境的影响,青少年如果在其幼年时期受到虐待、长期遭受忽视,如比较突出的留守儿童现象、家庭关系紧张,包括父母的夫妻关系以及亲子关系紧张,均是导致青少年抑郁症的原因。

抑郁症具体的发病机制目前仍在研究中,涉及内容比较广泛,如神经递质假说、神经炎症假说、神经内分泌假说。目前临床上治疗抑郁症的药物主要基于神经递质假说,但仍然存在近 1/3 的患者药物治疗无效。科学研究正在努力明确抑郁症的发病机制,以期研制出更有效的治疗抑郁症的药物。

健康我来问

如何预防青少年抑郁症的发生?

专家说健康

抑郁症的发生，主要原因不仅在于先天因素，还包括后天因素，二者相互作用。对于青少年来说，面临的环境压力主要来自家庭、学业以及人际关系，如果能给孩子提供温馨的家庭环境、父母采用良好的教养方式，在学校能快乐学习，同学们之间能和谐相处，重要的是在面临学业压力、人际关系压力时，家长能尽早识别孩子的不良情绪，及时沟通、协调、帮助他们解决问题，这对于预防青少年抑郁症的发生具有十分重要的作用。当然，预防青少年抑郁症，不仅需要减少不良因素的刺激，还需要依靠家庭、学校以及全社会的共同努力，形成良好的支持系统。

健康我来问

对于早恋及其引起的青少年心理问题，应该如何正确处理？

专家说健康

随着经济的快速发展，人们的生活水平不断提高，当代青少年生长发育呈现加速趋势。随着青少年生理发育逐渐成熟，心理活动也达到了一个新水平。在这个时期，他们会对异性产生好感和爱慕之情，这是一种自发且正常的现象。但是，早恋确实会带来许多问题，如影响学习、表白被拒绝后的心理行为问题，甚至因生理冲动导致的意外怀孕。因此，在青少年出现早恋问题后，父母、老师要给予他们正确的引导，而

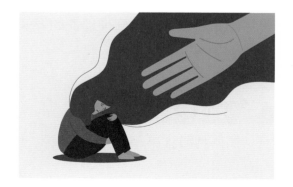

不是一味指责,如就学业问题的探讨,需要引导青少年在学生时期以学业为主;如果表白后被拒绝,应该借此机会教会孩子如何应对挫折。在学生时期,每个孩子都需要和异性同学保持良好的人际关系,但应该把握适宜的界限。帮助、指导青少年树立正确的人生观、价值观,包括对生命的尊重、对恋人的责任,这是家长和老师不可忽略的责任。

健康我来问

厌学现象属于心理问题吗?

专家说健康

关于厌学,需要从两个角度出发。

首先,学习成绩本来就存在分层现象,每个学生的智力、理解力、记忆力等是有差异的,如果在全班其他同学都非常优秀的情况下,某个孩子在某一科目的成绩处于偏后的位置,自然会对他的自信心以及学习动力产生巨大影响。如果是这种情况,作为父母需要考虑调整自己的期望值,否则孩子很容易产生一些心理问题,如自卑、不愿与同学交往、厌学。针对这种情况,家长可以考虑为孩子更换至和他的学业水平相似的班级,帮助孩子重拾信心,重新找回自信心和学习动力。

其次,厌学可能意味着青少年出现了心理或精神疾病,如常见的抑郁症、焦虑症,这些疾病对青少年的注意力、记忆力等认知能力将产生负面影响,导致孩子无法维持正常学习以及人际交往,因此产生厌学心理。如果是这种原因导致的,则家长需要协同专业人士对孩子进行心理疏导,必要时需要接受治疗。

小贴士

网络成瘾是一种心理或精神疾病吗

网络成瘾的核心是"成瘾"二字,从医学角度出发,成瘾分为两种情况:一种是化学物质成瘾,如药品、酒精、香烟;另一种是网络成瘾,网络成瘾包括网络游戏成瘾、网上赌博成瘾、网上购物成瘾等。成瘾表现为以下核心症状:首先是不计后果地去做一些事,如沉迷于网络游戏荒废学业,甚至因网络游戏与父母发生冲突,造成亲子关系紧张;其次是优先选择,如在众多选择中会优先选择网络游戏,难以控制自己的行为;最后是戒断,无论是化学物质成瘾,还是网络成瘾,均存在戒断反应,一旦停止这种行为就会出现一系列躯体不适,如头痛、心慌、胸闷、腹痛,还会伴随一些情绪反应,如情绪不稳、烦躁易怒。

需要注意的是,有些青少年存在打网络游戏难以自控的表现,作为父母首先需要排除一些其他原因,即家长需要探究青少年网络成瘾背后的原因,只有这样才能给予孩子正确的引导,帮助他们尽早摆脱成瘾行为,以免影响其正常生长发育。

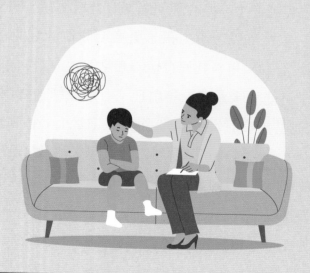

结　语

　　青少年的身体和心理都处于健康状态才是真正的健康,保持良好的心理状态对青少年的生长发育具有重要意义。在青少年心理问题日益增多的情况下,应着重提高青少年的心理健康意识,对他们进行正确引导及教育,帮助他们拥有阳光、积极的心态,这样他们才能奔向美好的未来!

作者简介

刘　东

　　陈孝平院士健康科普工作室专家库及武汉市健康科普专家指导委员会成员,武汉药学会理事长。华中科技大学同济医学院附属同济医院教授、博士研究生导师、主任药师。

吴金虎

　　陈孝平院士健康科普工作室专家库及武汉市健康科普专家指导委员会成员,武汉药学会副理事长兼秘书长。武汉市第三医院主任药师。

儿童用药，安全为先

华中科技大学同济医学院附属同济医院　刘　东

武汉市第三医院　吴金虎

孩子生病，全家揪心，都希望药物服下去，病就痊愈了。但是儿童不是缩小版的成人，在用药问题上，有很多需要注意的内容……

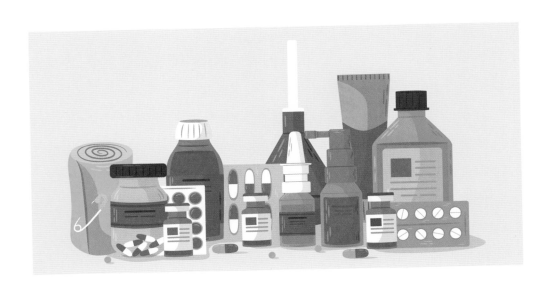

······················ 导 语 ······················

　　儿童在生理上具有与成人不同的特点,这些特点直接影响到药物的吸收、分布、代谢和排泄。儿童的新陈代谢旺盛,器官和组织尚未完全发育成熟,对药物的敏感性较高。因此,在为儿童选择、使用药物时,需要考虑其生理特点,以确保用药安全、有效。

··

健康我来问

药物在儿童体内是如何吸收、分布、代谢和排泄的?

专家说健康

　　吸收　药物吸收受到各种机制的影响,特别是出生后几个月内,差异最为明显。新生儿胃内 pH 较高、内脏血流较少、胃排空和肠道通过时间与成人不同,导致口服药物吸收率降低;同时新生儿相对较大的皮肤和体表面积比、较薄的角质层、更好的表皮水化和更大的灌注量,导致经皮或透皮给药吸收更多。

　　分布　儿童体内水含量较高,细胞外液所占比例较大,这使得药物在儿童体内的分布与成人有所不同。儿童的心排血量相对较大,药物在血液中的分布速度更快。

　　代谢　儿童的肝脏代谢功能尚未成熟,药物的代谢速度较慢,容易导致药物在体内积聚,增加毒性风险。

　　排泄　儿童的肾脏排泄功能相对较弱,药物在体内的清除速度较慢，因此需要根据儿童的肾功能情况调整药物剂量。

健康我来问

药物敏感性与儿童的年龄有什么关系？

专家说健康

不同年龄段的儿童对药物的敏感性存在差异。婴儿期（0~1岁）对药物最敏感，容易发生不良反应。幼儿期（1~3岁）对药物的敏感性有所降低，但仍应谨慎用药。学龄前期（3~6岁）和学龄期（6~12岁）对药物的敏感性逐渐降低，但仍应注意合理用药。青春期（12~18岁）激素波动和性成熟会影响许多药物的药效和毒性。

健康我来问

如何为儿童选择药物剂型？

专家说健康

儿童药物剂型多种多样，包括口服剂型、外用剂型和注射剂型等。口服剂型包括糖浆剂、颗粒剂、胶囊剂和片剂等，这些剂型便于儿童服用，且口感较好。外用剂型包括药膏、喷雾、栓剂和滴眼剂等，主要用于皮肤和局部疾病的治疗。注射剂型则适用于严重疾病或需要快速吸收的药物。

在为儿童选择药物剂型时，需要考虑以下因素。

年龄和体重　不同年龄和体重的儿童对药物的吸收和代谢能力不同，因此剂型选择应根据儿童的实际情况确定。

疾病类型　不同疾病的发病机制和治疗需求不同，需要选择适合的剂型。如感染性疾病可能需要口服剂型,而皮肤病则可能需要外用剂型。

药物的性质 药物的溶解性、稳定性、吸收速度等因素会影响剂型的选择。如易被胃酸破坏的药物可能需要胶囊剂型来保护。

儿童的接受度 儿童对药物剂型的接受度也是一个重要因素。口服剂型中的糖浆剂和颗粒剂通常更容易被儿童接受。

需要注意的是,药物剂型与给药途径密切相关。口服剂型通过口腔给药,药物经过消化系统吸收进入血液循环。外用剂型则直接作用于皮肤或局部组织,不经过血液循环。注射剂型通过静脉注射、肌内注射或皮下注射等方式直接进入血液循环。

在选择药物剂型和给药途径时,需要综合考虑儿童的年龄、体重、疾病类型和药物的特性、作用机制。合理的剂型和给药途径可以提高药物的疗效和安全性,减少不良反应的发生。

健康我来问

儿童发热有哪些药物选择?

专家说健康

发热是儿童常见症状之一,通常是一种身体对抗感染或其他疾病的正常生理反应。发热的原因可能包括感染(如感冒、扁桃体炎)、疫苗接种、脱水、中暑等。家长可以通过触摸儿童的额头或颈部来感受体温,判断儿童是否发热。如果感觉异常,可以使用体温计进行准确测量。腋下温度超过 37.2℃,耳温超过 37.8℃,口腔温度超过 37.5℃,肛门温度超过 38℃,代表发热。影响体温的因素有很多,包括体质、年龄、昼夜、活动量,所以不能仅从体温的高低来判断病情的严重程度。

常用的退热方式 当孩子腋下体温在 37.2~38.5℃,可以通过少穿、少盖、少包裹、鼓励孩子多饮水等方式帮助散热，同时要将室温控制在23~25℃，家长应注意观察孩子的体温和精神状态。

当孩子的腋下温度超过38.5℃，首先观察孩子是否出现明显不适症状，如果有明显不适症状，可以考虑使用退热药。这里需要提醒家长，退热药仅能缓解因发热出现的不适，并不能治疗引起发热的疾病。

退热药的选择　3月龄以内的婴儿，体温超过38.5℃，请尽快就医。对于3月龄以上的婴幼儿，可选用相对安全的退热药物，如对乙酰氨基酚或布洛芬。

如何使用对乙酰氨基酚　以体重确定药物剂量，每次10~15mg/kg，必要时每4小时使用1次，24小时内不超过4次，用于退热连续使用不超过3天。对乙酰氨基酚可用于1岁以上儿童，过量使用会引起肝毒性，蚕豆病患儿慎用（可能导致溶血性贫血）。

如何使用布洛芬　以体重确定药物剂量，每次5~10mg/kg，必要时每6小时使用1次，24小时内不超过4次，用于退热连续使用不超过3天。布洛芬可用于6月龄以上儿童，过量使用会引起肾毒性，支气管哮喘、肾功能不全的患儿慎用，不能与其他含有解热镇痛成分的药品同时服用（如某些复方感冒药）。

误用、过量使用退热药应该怎么办　应该带上服用的药物第一时间就医，向医生提供所服药物的剂量、次数、时间等重要信息。

可以联合使用退热药吗　所有退热药均不建议联合使用，也不建议交替使用。

喂药之后发生呕吐应该如何处理　如果是在服药后15分钟之内将药物吐出，可以按照原来的剂量再喂一次；如果超过15分钟，可以先观察孩子的体温，1小时后如果已经退热就不用再喂了；如果超过1小时，则完全不必重新喂药。

小贴士

发热时的家庭护理措施

除了合理使用退热药物，家长还可以采取以下护理措施来帮助孩子缓解发热带来的不适。

保持充足的休息 让孩子充分休息，避免过度活动，有助于身体恢复。

补充水分 发热时孩子容易脱水，家长应鼓励孩子多喝水或口服补液盐，保持水和电解质平衡。

穿着适宜 不要过度包裹孩子，应让孩子穿着轻薄的衣物以利于散热。

温度适宜 保持室内温度适宜，避免环境温度过热或过冷。

观察症状 密切观察孩子的症状变化，如发热程度、食欲、尿量，及时发现并处理异常情况。

避免接触传染源 如果发热是由感染引起的，应尽量避免与其他孩子接触，降低交叉感染的风险。

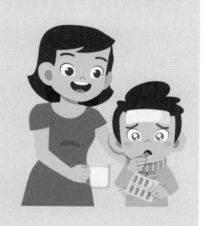

健康我来问

儿童感冒有哪些药物选择？

专家说健康

儿童感冒主要是对症治疗，缓解感冒症状，预防并发症。家长应关注孩子的体温以及咳嗽、流涕等症状，根据症状给予相应治疗。感冒通常由病毒引起，抗生素只能针对细菌感染起作用，故一般情况下感冒无须使用抗生素。当医生确诊是病毒合并细菌感染或继发细菌感染时，才需要在医生或者药师的指导下使用抗生素。

家长要注意复方感冒药一定不要和退热药一起用，大部分复方感冒药会包含解热镇痛成分，重复使用会导致超剂量用药，造成肝损伤，所以服药前一定要认真核对复方感冒药的成分，避免重复用药。

药物选择

解热镇痛药：儿童感冒时常伴有发热、头痛等症状，可选用对乙酰氨基酚或布洛芬。注意按照说明书或医生建议的剂量服用，避免过量。

抗病毒药：对于流感病毒引起的感冒，可选用奥司他韦等抗病毒药，应在医生的指导下使用。奥司他韦不是流感神药，仅对甲型和乙型流感病毒有效，对其他类型流感病毒无效。

感冒药：市面上有多种针对儿童的感冒药，这些药物通常包含解热镇痛、抗过敏、止咳等成分，家长应遵医嘱用药。

健康我来问

儿童咳嗽有哪些药物选择？

专家说健康

咳嗽不是病，而是许多疾病表现出来的一种症状，是人体呼吸道受到刺激之后的自我保护机制。针对咳嗽，不能单纯使用止咳药，应针对咳嗽的病因进行治疗。

咳嗽的诱因　细菌感染引起的咳嗽需要使用抗生素；过敏引起的咳

嗽需要使用抗过敏药。孩子轻微咳嗽不需要吃止咳药，6个月以下的婴儿，可以少量多次喂母乳或配方奶粉，6个月至1岁的孩子可以多喝温水；1~6岁的孩子可以给予2~5mL蜂蜜，6岁以上的孩子可以吃润喉糖或止咳糖浆。

抗过敏药：>6个月可用西替利嗪、地氯雷他定；>2岁可用氯雷他定。

祛痰药：不推荐急性咳嗽（<2周）患儿常规使用祛痰药，祛痰药仅在湿性咳嗽、痰液阻塞影响患儿生活和学习时酌情使用。如确实需要使用，建议选用单一成分的祛痰药，如愈创甘油醚糖浆、氨溴索糖浆、乙酰半胱氨酸颗粒、溴己新片、羧甲司坦片。

雾化吸入：适用于严重咳嗽、痰稠不易咳出、合并喘息及急性炎症等情况。支气管舒张剂不能改善患儿的急性咳嗽，且过量使用可能引起如震颤、心动过速等不良反应，不推荐急性咳嗽（<2周）患儿常规使用。对于疑似咳嗽变异性哮喘患儿，推荐使用支气管舒张剂进行诊断性治疗，常用药物包括沙丁胺醇、异丙托溴铵、特布他林、布地奈德等。雾化后需要用清水漱口或洗脸。

健康我来问

儿童腹泻有哪些药物选择？

专家说健康

腹泻的常见原因包括感染（如病毒、细菌、寄生虫）、食物不洁、食物过敏、药物不良反应、消化系统疾病等。

补液：腹泻会导致身体脱水，因此补液是治疗腹泻的首要措施。可以口服补液盐，严重脱水时需静脉输液。

饮食调理：饮食以易消化、清淡为主，避免油腻、辛辣食物。

药物治疗：某些情况下，医生可能推荐使用吸附剂（如蒙脱石散）、益生菌等药物。

健康我来问

关于儿童皮肤疾病，有哪些用药与护理建议？

专家说健康

湿疹　是一种常见的皮肤病，表现为皮肤干燥、红肿、瘙痒，甚至出现裂口和渗液。识别湿疹主要看其反复发作的特点和特定部位的皮疹，如面部、颈部、手臂和腿部。治疗湿疹应注重保湿，使用温和、无刺激的护肤品，并避免接触可能的过敏原。严重时应咨询医生，可能需要局部使用激素类药物。

虫咬性皮炎　是由蚊虫叮咬引起的皮肤反应，常见于夏季和户外活动后。症状包括局部红肿、瘙痒和疼痛。处理方法包括用冰敷减轻肿胀和瘙痒，使用止痒药膏，并保持伤口清洁，避免感染。如果症状严重或出现过敏反应，应及时就医。

常见皮肤感染　包括脓疱疮、疖和蜂窝织炎，通常需要药物治疗，包括局部或全身使用抗生素。在医生的指导下，家长应确保孩子按时、按量、全程使用药物。同时，应保持患处清洁和干燥，避免搔抓，以防感染扩散。

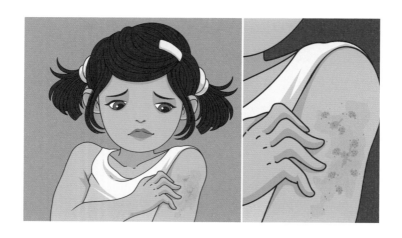

健康我来问

有哪些常见的儿童用药误区？

专家说健康

用药越多越好　家长不应认为用药越多，治疗效果越好。实际上，过量用药可能导致不良反应和药物相互作用。

成人药物减量给孩子使用　成人药物并不适合直接用于儿童，因为儿童和成人的身体差异可能导致药效的差异和不良反应。

中药比西药安全　中药和西药各有优势，但安全性并不完全取决于药物类型，而是取决于药物的性质和使用方法。

● **小贴士**
●
●

儿童用药安全建议

家庭药品的存放与标签管理　家庭药品应存放在孩子无法触及的地方，并确保标签清晰，避免误服。

药物过敏反应的识别与处理　家长应了解孩子的药物过敏史，并在使用新药物前咨询医生。

药物相互作用的预防 家长应告知医生孩子正在使用的所有药物,避免潜在的药物相互作用。

监护儿童用药 家长应积极参与孩子的用药过程,确保孩子按时、按量服用药物。

与医生和药师良好沟通 家长应与医生和药师保持良好的沟通,了解孩子的用药情况和可能的不良反应。

用药记录与监测 家长应记录孩子的用药时间和剂量,并在医生的指导下监测孩子的用药反应。

作者简介

陈柳青

　　陈孝平院士健康科普工作室专家库及武汉市健康科普专家指导委员会成员,武汉医学会皮肤性病学分会主任委员。武汉市第一医院教授、博士研究生导师、主任医师。

杨艳清

　　陈孝平院士健康科普工作室专家库及武汉市健康科普专家指导委员会成员,武汉医学会医学美学与美容分会主任委员。武汉市第三医院教授、博士研究生导师、主任医师。

陈金波

　　陈孝平院士健康科普工作室专家库及武汉市健康科普专家指导委员会成员,武汉医学会皮肤性病学分会常务委员。武汉市第一医院硕士研究生导师、主任医师。

变美，其实很简单

武汉市第一医院　陈柳青
武汉市第三医院　杨艳清
武汉市第一医院　陈金波

　　爱美之心，人皆有之，每个人都爱美，也都非常渴望变美。但是在美容方面，人们还存在很多误区，一旦受到外界误导，就很容易走入歧途，美容变毁容……

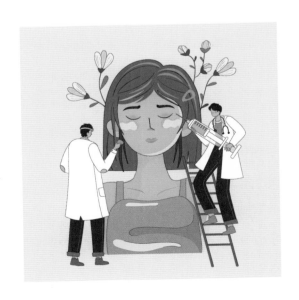

·· 导 语 ··

　　影响面部美观的因素很多，既包括自然衰老引起的面部皮肤组织松弛、下垂及皱纹，也包括面部的病理性疾病，如瘢痕。面部是最常见的美容部位，求美者应针对不同问题，选择适合自己的个性化方案，才能达到理想的美容效果。

健康我来问

　　为什么有些人会长痘痘，如何预防痘坑?

专家说健康

　　痘坑属于痤疮(痘痘)发病后留下的瘢痕，医学上称之为"凹陷性瘢痕"或"萎缩性瘢痕"。痤疮发病原因主要是毛囊发炎，具体原因如下。

　　皮肤油脂分泌过多　皮脂分泌过多是痤疮发生的基本病理基础，由于青春期体内雄激素含量增多，导致皮脂腺功能旺盛，分泌大量油脂。

　　毛囊堵塞　通常是由于毛囊口周围皮肤的角质层过度角化，导致皮脂腺导管口堵塞，阻碍皮脂腺分泌和油脂排泄，最终导致毛囊口堵塞。

　　痤疮丙酸杆菌感染　痤疮丙酸杆菌是痤疮最主要的致病菌，是人类毛囊皮脂腺内数量最多的微生物。痤疮丙酸杆菌可以促进皮脂腺分泌，使毛囊皮脂腺导管过度角化，进而导致毛囊口和皮脂腺导管堵塞，空气无法进入，厌氧菌大量繁殖，激活了体内的炎症反应，产生炎症因子，形成毛囊炎，最终导致痤疮的发生，表现为炎症性丘疹、结节、囊肿、脓肿等,也就是常说的"痘痘"。

痘坑的形成,则是由于痤疮发作时没有得到及时的治疗,让皮肤产生明显的炎症,或者用外力挤压痤疮,造成皮肤组织破坏。皮肤组织由表皮层、真皮层和皮下组织构成,当皮肤的损伤深及真皮层,超过皮肤自身修复能力时,真皮层胶原蛋白流失与皮肤弹力纤维断裂会引起真皮层塌陷,造成真皮层或皮下组织缺损,从而形成痘坑。

想要预防痘坑,就需要科学、合理地治疗痤疮。痤疮的治疗原则主要为抑制油脂分泌(补充维生素 A、维生素 B、锌、大豆异黄酮、葛根等)、溶解角质(面部清洁到位)、杀菌(外用抗生素,如多西环素、克拉霉素、阿奇霉素、罗红霉素)、抗炎(口服或外用维 A 酸、阿达帕林)以及调节激素水平(服用抗雄激素,如螺内酯、丹参酮),但在临床治疗过程中需要根据每位求美者的不同情况制订不同的治疗方案。

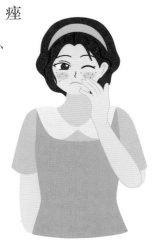

健康我来问

如果已经形成了痘坑,应该如何治疗?

专家说健康

痤疮后发生的瘢痕可以分为两种,即增生性瘢痕和凹陷性瘢痕(萎缩性瘢痕)。凹陷性瘢痕最为常见,一般采用激光治疗,患者可以联合剥脱性或者非剥脱性激光,甚至射频微针、微针射频点阵等方式进行治疗。

剥脱性激光　指在治疗过程中会消融全部的表皮和部分真皮,治疗结束后皮肤会结痂,恢复时间长,但治疗层面深、效果较好,如二氧化碳激光、铒激光、钇钪镓石榴石激光。

非剥脱性激光 指在治疗过程中表皮基本保留，真皮胶原纤维变性，但仍存在，并未产生真正的孔道。因此，非剥脱性激光治疗后皮肤组织受损较轻，一般不会结痂，表皮再生一般在 24 小时内即可完成，恢复时间短，但治疗层面浅，治疗效果相较于剥脱性激光差，如铒玻璃激光、掺钕钇铝石榴石激光、红宝石激光。

射频微针、微针射频点阵 是微针、点阵和射频技术的巧妙结合，微针或点阵形成的细小损伤可以刺激皮肤胶原再生，同时借助微针导入有效光能、电能强化相关刺激，当微针到达预定的深度或点阵消融表皮（即部分真皮组织）后释放射频能量，有选择地将能量输送至真皮，有效促进胶原新生和重建。

求美者应在医生的指导下，根据瘢痕的深度、激光穿透的深度和皮损情况进行选择，如比较浅的瘢痕，可以采用表皮损伤小的非剥脱性激光；比较深的瘢痕，可以采用剥脱性二氧化碳点阵激光或者微针射频等方式。

健康我来问

面部瘢痕应该如何治疗？

专家说健康

瘢痕的治疗方法包括非手术和手术治疗，同时还应重视心理治疗。

非手术治疗

药物外用 最常见的药物是硅酮凝胶，分为涂抹和外贴两种类型。一般在伤口完全愈合后（痂壳自然脱落后）开始使用，建议使用 10~12 个月，可以有效抑制瘢痕过度增生。很多人认为使用了抗瘢痕药物就不会长瘢痕了，这个观念是错误的。实际上，涂抹抗瘢痕药物的目的并不是消除瘢痕，而是抑制瘢痕增生，同样一个伤口，愈合后坚持使用抗瘢痕药物所形成的瘢痕肯定会比不使用药物的瘢痕增生程度轻。

激光治疗　适用于外观较为平坦的瘢痕、痘印和外伤后色素沉着等。建议在创面愈合后 1~2 个月开始治疗，一般需要治疗 3~5 次，每次间隔 1~2 个月。

药物注射　一般适用于小面积的增生性瘢痕和瘢痕疙瘩。比较常见的是类固醇皮质激素类药物，如曲安奈德。每个月注射 1 次，一般需要注射 3~5 次。

其他方法　如干扰素、透明质酸、钙通道阻滞剂和抗肿瘤药，但是这些治疗方法目前多数处于试验阶段，实际效果有待观察。

手术治疗

手术是治疗成熟瘢痕及瘢痕疙瘩的首选，常用的手术方法如下。这些治疗方法的选择要根据面部瘢痕的具体部位、大小等因素综合决定。

瘢痕切除美容精细缝合　将瘢痕直接切除后使用整形外科的美容缝合技术将正常皮肤缝合起来。

皮片移植　将瘢痕切除后取正常的皮肤组织移植在瘢痕切除后的创面上。

皮瓣移植　将带有血供和脂肪组织的皮肤移植在瘢痕切除后留下的创面上。

皮肤软组织扩张术　在瘢痕附近正常皮肤组织下埋置适当大小的扩张器，定期注水，皮肤扩张到一定程度后使用扩张起来的皮肤修复瘢痕切除后的创面。

健康我来问

哪些方法可以去除文身？

专家说健康

文身的治疗方法主要包括两种，即激光治疗和手术治疗。

激光治疗 是将激光作用于文身处，激光发出的光束可以将色素颗粒击碎，通过皮肤脱痂、血液循环，色素颗粒通过尿液排出，或者是由人体内的吞噬细胞将这些色素颗粒吞噬、代谢。此方法不破坏其余皮肤组织，术后不留瘢痕，是目前去除文身的首选方法，但需要多次治疗。

手术切除 对于较深的文身，激光治疗往往达不到理想的效果，或者求美者需要彻底去除文身，则只能考虑手术切除缝合，但可能留下手术切口瘢痕。

健康我来问

面部年轻化具体包括哪些手段？

专家说健康

面部年轻化的手段主要包括手术治疗和非手术治疗两种。

手术治疗

包括上睑皮肤松弛矫正术（俗称提眉术）、眼袋整形术（俗称眼袋去除术）和面部除皱术（俗称拉皮术）等，这些都是通过手术去除松弛的皮肤，将因衰老而下垂的皮肤及皮下组织复位，从而达到年轻化的效果。

非手术治疗

由于损伤小、恢复期短，受到越来越多求美者的欢迎和喜爱。主要包括微注射、激光治疗、强脉冲光治疗、射频治疗等。

微注射 主要是指肉毒毒素注射和透明质酸(俗称玻尿酸)填充。

激光治疗 包括二氧化碳点阵激光,可用于各种色素痣和浅表性瘢痕的治疗;脉冲染料激光,作用于微血管,可用于治疗面部红血丝、血管瘤、鲜红斑痣、黑眼圈等;调 Q 激光,可用于治疗各种斑,如太田痣、咖啡斑,还可以用于去除文身。

强脉冲光治疗 主要是指临床上最常见的光子嫩肤仪,它的不同波长可以选择性地作用于皮下色素或血管,分解色斑、闭合异常的红血丝、消除肌肤上的各种瑕疵,发出的光子还能刺激皮下胶原蛋白增生,使原有的胶原组织重组,使毛孔收缩、皱纹减少,肌肤恢复弹性、健康和光泽。

射频治疗 可以通过高频率的电磁波将带电粒子高速移动产生的能量深入真皮层,同时使温度升高,原有的胶原蛋白分子发生紧缩,促使成纤维细胞生成新的胶原蛋白分子,达到改善皱纹、紧致肌肤的目的。

健康我来问

微整形包括哪些治疗方法?

专家说健康

微整形主要是指肉毒毒素注射、透明质酸(俗称玻尿酸)填充和水光针注射。

肉毒毒素注射 肉毒毒素是一种神经毒素,它能抑制神经肌肉接头处乙酰胆碱的释放,引起肌肉松弛麻痹,因为皱纹的形成主要由肌肉的反复收缩引起,使用肉毒毒素松弛皱纹处的肌肉后,皱纹自然消除了。肉毒毒素注射可以用于去除面部动态皱纹(如额纹、眉间纹、鱼尾纹)、瘦脸和提升下颌缘等。大家比较关心的是肉毒毒素注射的安全性问题,其实只要在正规医院由有经验的医生完成注射，一般来说都是安全的。如果出现了一些并发症，如眉毛下垂、双侧不对称，是可以自行恢复的。肉毒毒素注射后效果一般可以维持 8~10 个月。

透明质酸填充　透明质酸又名玻尿酸，是一种酸性黏多糖。它本身是人体的一种成分，具有特殊的保水作用，是目前发现的自然界中保湿效果最好的物质。主要用于面部凹陷的填充，如泪沟、鼻唇沟、木偶纹、太阳穴和苹果肌等部位的填充。当然，还可以用于隆鼻等。玻尿酸注射并不是一项简单的操作，其最大的问题是如果不小心将玻尿酸注射进血管，就会造成血管栓塞，导致皮肤坏死、视力下降甚至失明等严重并发症，所以一定要在正规医院由有经验的医生操作，千万不要到美容院等地方注射。

水光针注射　主要是指利用水光机或者手动在面部使用非常细小的针头注射玻尿酸，给面部深层皮肤补充水分，使皮肤变得柔嫩、富有光泽和弹性。在注射过程中还可以加入少量肉毒毒素，缓解面部细小皱纹。一般建议一年注射 2~3 次。

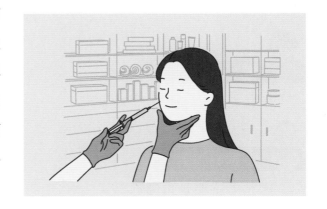

小贴士

如何避免走进美容误区

当前美容市场的确存在一些混乱现象，尤其是一些非正规医疗机构，以谋取经济利益为主要目的，而不是以求美者的美容效果为第一追求。为了骗取求美者前来美容，他们往往会故意制造"容貌焦虑"，建议求美者采取一些不必要的治疗，甚至是错误的治疗，导致求美者出现严重的并发症。因此，求美者要选择"三正规"的机构。

一是一定要在正规医疗机构治疗，不要到非医疗机构，如美容院、理发店和酒店等处治疗，这些地方没有消毒设备和设施，工作人员没有从业资质。

二是要选择正规的医生，从事美容行业的医生，除了要有医师资格证和执业证书以外，还要有美容主诊医师证，只有三证齐全，才是合格的美容医生。同时，每个医生的专业方向和职称不一样，他们能够做的手术类别和级别也不一样，大家要针对自己的问题选择合适的医生。

三是要选择正规的产品，美容治疗可供选择的产品很多，一定要检查产品的来源是否正规、合法，是否为伪劣产品。

只有做到机构、医生和产品都正规，才能避免走进美丽的陷阱。

结 语

想要变得更加美丽，专业的医生既有解决病理性问题的治疗方法，也有很多预防衰老的手段，只要能够找准机构和医生、用对产品，就能够避免陷入美丽的陷阱。

作者简介

刘继红

　　陈孝平院士健康科普工作室专家库及武汉市健康科普专家指导委员会成员，中华医学会男科学分会候任主任委员。华中科技大学同济医学院附属同济医院教授、博士研究生导师、主任医师。

认识男科疾病，关注男性健康

华中科技大学同济医学院附属同济医院　刘继红

随着人口老龄化和人口结构改变以及环境和生活方式等因素的影响，男科疾病的发病率快速上升。男科疾病已成为继心脑血管疾病和肿瘤之后，威胁男性健康的第三大"杀手"……

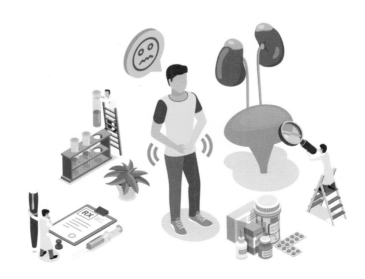

●●●●●●●●●●●●●●●●●●●●●●●●● 导 语 ●●●●●●●●●●●●●●●●●●●●●●●●●

　　男性健康是所有男性都十分关注的问题，包含男性生殖健康、性健康、前列腺健康等多个领域。如何正确认识男科疾病、何时需要就医、如何预防男科疾病，是每位男性都需要了解的。

●●●

健康我来问

有必要定期到医院做男科体检吗？

专家说健康

　　在男性泌尿学领域，关于男科体检的必要性尚未达成明确共识。在临床实践中，发现部分前来体检的男性患者常伴有严重的心理问题。尽管部分患者可能需要进行体检以评估健康状况，但对于大多数男性而言，定期进行男科体检并非必要之举。原因在于男科疾病多数并非致命，更多的是影响生活质量与幸福感。举例来说，精液常规检查在某些情况下可能并非必要，若男性患者并无真正的不育症问题，而仅因精液常规检查结果稍有异常便过度担忧，可能导致其心理压力增大，甚至影响家庭和谐。实际上，规律的夫妻生活通常足以维持正常的生育功能，而精液常规检查结果往往仅作为参考数据，并不直接决定男性的生育力。因此，在现阶段，医生并未强烈推荐所有男性定期进行男科体检。然而，若患者自感存在男科相关症状，仍建议及时就医，以便早期发现并处理潜在的健康问题。

健康我来问

经常进行精液常规检查是否有意义？

专家说健康

精液常规检查中各项检测数据的正常范围已由世界卫生组织等权威机构认定，包括精子数量及活力等。然而，精子的状态受到多种因素的影响，如性生活频率、禁欲时长、环境因素以及季节变化。因此，单次精液常规检查的结果可能并不足以全面反映个体的生育力。在临床中，医生通常建议在规律性生活一年以上且未采取避孕措施仍未实现受孕的情况下，再考虑进行精液常规检查。这是因为受孕过程中真正起到决定性作用的是那一小部分高质量、活力强的精子，而非精液中精子的总数。因此，在解读精液常规检查结果时，应更关注是否有精子存在，而非仅关注精子数量与正常值的微小差异。

此外，过于频繁的精液常规检查可能导致男性本人及其家庭产生不必要的心理压力，影响家庭的和谐与幸福。因此，不建议在无特殊需求的情况下定期进行精液常规检查。仅在有生育需求或身体出现相关症状时，才考虑进行此项检查。

健康我来问

男科疾病主要有哪些类型？

专家说健康

男科疾病是一系列影响男性健康的常见问题，其中性功能障碍尤为常见。性功能障碍涵盖了多个方面，包括勃起功能障碍，如阳痿，即男性在性刺激下无法获得或维持足够的阴茎勃起以完成满意的性生活。此外，射精功能异常也是性功能障碍的重要组成部分，具体表现为不射精、逆行射精、早泄以及射精痛等。除了性功能障碍，男性不育症也是常见的男科疾病，涉及男性生殖系统的多个环节，可能导致男性生育力下降或丧失。性病也是男性常见的健康问题，这些疾病通常通过性接触传播。此外，男性生殖系统肿瘤和功能异常同样不容忽视，肿瘤可能发生在前列腺、睾丸等部位。

小贴士

泌尿外科、男科、生殖科各看什么病

泌尿外科与泌尿系统疾病相关，包括肾上腺、肾脏、输尿管、膀胱、尿道等部位的疾病。

男科与男性生殖系统疾病相关，可以简单理解为女性身上没有的器官发生疾病，则归属男科。

只要是和生育相关的问题都可归属生殖科。

健康我来问

什么是前列腺炎，前列腺炎有哪些症状？

专家说健康

前列腺是男性特有的器官，青年、中年和老年男性在前列腺疾病的发病类型和发病率上存在差异。青年男性更常见前列腺炎，而在55岁或60岁以后，前列腺癌和前列腺增生症的发病率相对较高，尽管这部分男性也可能患有前列腺炎，但比例相对较少。前列腺炎作为青年男性的

常见疾病,其诊断和治疗在全球范围内仍存在争议。目前,国际上常将前列腺炎分为四种类型,即无症状性前列腺炎、急性细菌性前列腺炎、慢性细菌性前列腺炎以及慢性非细菌性前列腺炎。

无症状性前列腺炎指的是患者在检查时发现前列腺炎,但自身并无明显症状;急性细菌性前列腺炎则是一种感染性疾病,表现为高热、尿频、尿痛等症状,有时还可能伴随前列腺脓肿,但极其罕见;慢性细菌性前列腺炎和慢性非细菌性前列腺炎更为常见,主要症状包括盆腔及会阴疼痛、排尿异常,如尿频、尿急、尿痛,少数患者还可能伴有性功能障碍。

前列腺炎作为一种常见的男科疾病,在男性人群中具有较高的发病率,统计数据显示,其发病率为8%~10%。然而,由于对该病认识不足,许多人将其视为其他男科疾病的根源或者是不治之症。这种观念显然是错误的,实际上前列腺炎并非不可治疗的疾病。如同感冒一样,前列腺炎经过治疗可以暂时缓解,但如果不注意卫生和生活习惯的改善,疾病仍有可能复发。因此,患者无须过分恐慌或将其视为所有男科疾病的根源。此外,前列腺炎与其他男性健康问题(如勃起功能障碍),目前尚未有明确的证据表明它们之间存在直接关联。虽然部分患者可能因前列腺炎而出现其他男性健康问题,但大多数情况下,这种关系并不明确。因此,我们需要以更加科学、理性的态度来看待前列腺炎。

小贴士

尿频是不是慢性前列腺炎的征兆

引起尿频的原因很多,包括膀胱功能紊乱、泌尿系统炎症,不一定是慢性前列腺炎。出现尿频,应该及时到医院就诊,医生会根据患者的具体情况安排相应检查,如功能性尿动

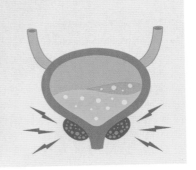

力学检查,以确定尿频的原因。对于某些简单的尿频,通过适当的处理,往往能够迅速缓解症状,恢复患者的正常生活。

健康我来问

哪些生活习惯会影响前列腺的健康状况?

专家说健康

在性生活方面,医生建议保持规律、适度的频率。对于青年人而言,建议每周进行 2~3 次性生活;对于年纪稍大的人群,则建议每周进行 1 次性生活。这是因为性生活过于频繁或长期禁欲都可能对前列腺健康产生不良影响。此外,多种生活方式和环境因素也被证实与前列腺健康密切相关。长期劳累、过量饮酒、频繁摄入辛辣食物、久坐、经常骑自行车、在高温环境下工作或长时间暴晒等,都可能对前列腺健康产生不利影响。

健康我来问

哪些原因会导致男性不育?

专家说健康

不孕不育是夫妻婚后生活中可能遭遇的一种健康问题,它实际上是一组由多种原因引起的疾病状态。目前统计显示,不孕不育的发病率在夫妇中约占 15%,即每 10 对夫妇中就有约 1.5 对面临生育难题。这一定义基于夫妇双方在拥有正常、规律的性生活且未避孕的情况下,1 年后未能成功受孕。导致男性不育的原因多种多样，可能包括性功能障碍，如精液无法成功射入女性阴道，从而导致卵子无法受精。

此外，男性可能存在无精子症或少/弱精子症等精液质量问题，这些都可能影响男性生育力。无精子症可细分为梗阻性无精子症和非梗阻性无精子症两大类型，每个患者的情况各不相同，因此，男性不育症的研究和治疗涉及广泛而复杂的领域。

某些不育的原因可以追溯到儿童时期，如曾患腮腺炎可能导致精子生成障碍，过早接受放化疗可能导致睾丸功能受损。遗传因素也可能在其中扮演重要角色。

对于怀疑不孕不育的夫妇，医生会对其进行一系列检查，以确定不孕不育的具体原因，并根据病因制订针对性的治疗方案。目前，随着医学技术的进步，许多不育症的治疗方法已取得了显著成效，包括针对无精子症和某些遗传性疾病的治疗。面临生育难题的夫妇应积极前往医院就诊，医生会根据具体情况提供个性化的治疗建议，以帮助他们实现成为父母的梦想。

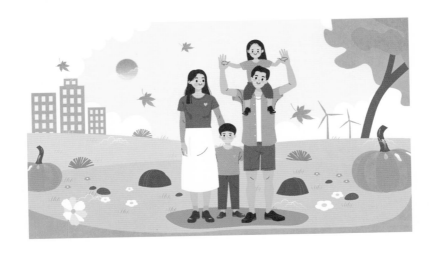

健康我来问

阳痿、早泄是病吗？

专家说健康

阳痿 对应的规范医学名称是勃起功能障碍，简单来说是指阴茎不能勃起或者勃起插入阴道以后不能完成满意的性生活。引起勃起功能障碍的原因有很多，包括心理性、器质性和混合性因素。在糖尿病患者中，勃起功能障碍尤为常见，此外，血管性疾病也可能导致勃起功能障碍。目前，治疗勃起功能障碍的方法众多，其中一类以 PDE5 抑制剂为代表的药物，总体有效率约为 80%，具体效果可能因病因不同而有所不同。对于某些外伤性原因导致的勃起功能障碍，药物治疗效果可能不理想，手术可作为备选方案。

早泄 是另一种常见的性功能问题，表现为射精过快导致性生活不满意。早泄的定义涉及控精能力、射精潜伏期以及性生活满意度等多个方面。治疗早泄的方法不仅包括药物治疗，更重要的是行为治疗，如调整体位、射精频率以及使用避孕套。值得注意的是，性功能问题的诊断和治疗应基于规律的性生活，并应排除心理因素的影响。通过改变性生活习惯、增加性经验等方式也可以有效改善性功能问题。

勃起功能障碍和早泄等性功能问题并非不可治愈，通过科学的方法和正规的治疗，大多数患者能够恢复正常的性功能。因此，患者应积极寻求专业医生的帮助。

健康我来问

对于久坐办公的男性，有哪些健康建议？

专家说健康

久坐对健康的负面影响是肯定的，尤其是在当今社会，由于工作性质的差异，许多人长时间处于坐姿状态，这对身心健康均构成潜在威胁。健康并不仅是生理层面的，同样涵盖心理和情感层面。在追求事业成功的同时，我们不能忽视生活的乐趣和情感满足。有时，即使生理检查并未发现异常，夫妻间的情感问题也可能成为影响健康和生活质量的重要因素。例如，有些男性因工作压力大、忙于赚钱养家而忽视与伴侣的沟通和情感交流，导致性生活不规律，进而影响家庭生活的和谐与幸福。因此，建议男性朋友在追求事业成功的同时，也要注重身心健康和情感生活的平衡。适当锻炼、合理作息以及积极的情感交流都是维护健康的重要因素。只有这样，才能真正实现全面健康，享受幸福生活。

结　语

每位男性都应认真关注、正确理解男性健康问题，既不可置之不理，也不应过分担忧，应做到合理饮食、坚持运动、保持积极乐观的心态、定期体检、养成良好的生活和卫生习惯，做到劳逸结合，保持充足的睡眠，密切关注身体和心理状态，发现异常及时就医。

作者简介

白祥军

　　陈孝平院士健康科普工作室专家库及武汉市健康科普专家指导委员会成员,武汉医学会创伤外科学分会名誉主任委员。华中科技大学同济医学院附属同济医院教授、博士研究生导师、主任医师。

面对意外伤害，如何自救与互救

华中科技大学同济医学院附属同济医院　　白祥军

"人最宝贵的是生命，生命对于每个人只有一次"，它是如此珍贵，也是如此脆弱，随时随地要面对各种意外伤害的威胁。面对意外伤害，我们应该如何进行自救与互救，让平凡的生命得以延续，绽放出更绚烂的光辉……

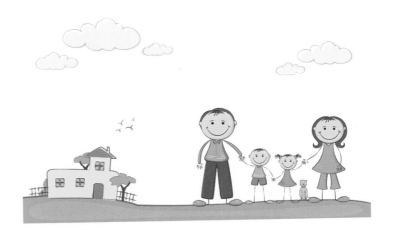

···················· **导 语** ····················

在日常生活中，我们经常会遇到一些紧急状况，如交通事故、溺水、火灾，甚至是烧烫伤、中毒、窒息，还有摔伤、坠落伤、切割伤等。这些问题当然应该以预防为主，但意外伤害往往无法预测，一旦发生，如果不能及时处理，甚至有可能危及我们的生命安全。当意外伤害发生之后，我们应该如何通过积极有效的措施及时、正确地进行自救与互救呢？如何将伤害程度降至最低呢？

健康我来问

常见的创伤类型有哪些？

专家说健康

人体受伤以后，每一个部位、每一个器官都会受到累及。我们通常将创伤分为开放性创伤和闭合性创伤，这种分类的依据是皮肤或者黏膜是否完整。

开放性创伤表面皮肤多半不完整，切割伤、撕裂伤、穿透性损伤一般归于此类。闭合性创伤，如闭合性胸部外伤、颅脑外伤以及扭伤，这种创伤的特点是表面没有伤口。

当然，我们还可以按照其他方式对创伤进行分类，如根据创伤部位分为颅脑创伤、胸部创伤；根据受到创伤的器官进行分类，如肝脏创伤、脾脏创伤；或根据创伤原因进行分类，如火器伤（在战争中这种创伤比较常见)、烧烫伤、切割伤。

开放性创伤容易让一些病原微生物直接进入人体,这时就需要到医院进行正规治疗,对于一些窄而深且被污染的伤口(如被生锈的铁钉、较大的木刺扎伤),则要进行破伤风的预防性治疗。对于一些动物的咬伤(如被犬类咬伤),还需要进行针对狂犬病毒的预防性治疗,以免发生危及生命的严重后果。

健康我来问

在临床工作中,医生接诊的哪一类创伤数量最多?

专家说健康

按照目前公布的数据来看,体表创伤排在前列,就肢体创伤而言,手部受伤的概率比较高。当然,比较严重的创伤还是以颅脑创伤为主,这也很常见。

健康我来问

我之前看到一个新闻报道,其中提到一个数据,那就是每年全球各种创伤和意外伤害造成的死亡人数超过 600 万,那么现在国内的创伤患者主要是什么样的人群呢?

专家说健康

我国 2019 年有一个初步统计,全国每年有数千万人受伤,大概有 70 万人死于意外创伤。受伤者包含各个年龄段的人群,但是一些严重的创伤主要集中在 50 岁左右人群。当然有一些损伤,如跌伤,好发于老年人,因为老年人通常走路不便,或者说平衡状态不是太好,更容易跌倒。

在这些严重的创伤中,比较常见的是交通事故、高空坠落以及爆炸或暴力伤害。在 20~24 岁人群中,以交通事故最为常见。分析原因可能是年轻人活动范围比较广,经常开车出行。这里提醒一下年轻人,可以在日常的出行中做一些预防性准备,如在车中准备急救包。

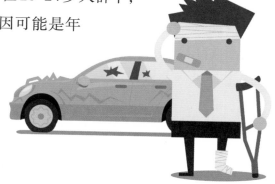

健康我来问

在这么多的创伤中,致死率最高的是哪一种?

专家说健康

应该说,现在创伤事件的发生与以往不太一样。以前,我们的生活中很少能够遇到机动车,交通事故的发生概率很低;以前,我们的生活中很少有高楼大厦,高空坠落的发生概率也很低,以前以日常生活中的创伤为主。

随着社会的进步、科技的发展,机动车和高楼大厦越来越多,我们的创伤发生了一些变化,如交通事故、高空坠落,都属于高能量创伤。

就拿高空坠落来说,这不仅是一个部位的损伤,而是多部位的损伤,也就是多发伤。这种多发伤本身伤情就比较严重,还会导致机体出现一些严重并发症,如休克、呼吸困难。多发伤是创伤分类中死亡率较高的,这是由于多发伤导致多个脏器损伤,更容易导致患者死亡。

就单个部位的创伤来说,以颅脑、肢体创伤较为常见。一些重要器官发生创伤后,如脾脏,必要时医生可以通过手术切除受伤器官以挽救生命,但是对于另外一些重要器官,如大脑,发生创伤后医生不可能将它直接切除。不过大家也不用过于紧张,大脑的"防御"能力还是很强的。即便出现颅脑创伤,医生也会根据创伤的性质、程度,判断其严重性,并给予适当的救治。

健康我来问

既然意外伤害无法避免,那么当我们遇到意外伤害时,作为当事人或者旁观者,应该如何自救或者有效地救助他人呢?

专家说健康

在创伤的救治中讲究"时间就是生命",可以概括为"白金十分钟,黄金一小时"。"白金十分钟",通常是指创伤现场当时的紧急救治,这个时间就像白金一样珍贵。意外事故发生时,如交通事故,在发生的一瞬间伤者可能出现严重的胸部挤压,或者颈椎损伤,人可能在一瞬间就丧失了生命,这是医护人员无法挽救的。但是只要在创伤现场能够活着,伤者就有机会生存下来。这就需要伤者自己、旁观者在这关键的"白金十分钟"内进行及时、有效的自救或者互救。

在"白金十分钟"内,我们要快速地对创伤采取一些措施,而这样做的前提是要将伤者移至安全的环境中,即快速脱离意外发生的现场,以免发生二次伤害。同时,要注意保持伤者气道通畅。在"白金十分钟"内,我们应该尽可能寻求更多人的帮助,及时有效地开展自救或者互救。

"黄金一小时",是指创伤发生的一小时之内,通过现场自救、互救,并在医护人员到达现场后开展紧急救治,然后将伤者送到医院,使其得到生命支持和有效抢救,如对于大出血的伤者,医生可以通过紧急手术控制出血。

在"黄金一小时"内,我们要让伤者尽可能获得专业的医学救治,当前我国院前急救体系比较健全,在很多城市中可以做到十分钟内救护人员和救护车辆到达现场,快速地将伤者送到就近的医院。当然,对于一些情况比较严重的伤者,120急救人员会对其进行初步评估,必要的情况下会将伤者送到具备救治能力的医院。

意外事故或创伤发生后,要及时到医院就医,不要因为自我感觉还可以就放弃就医。我们可能无法在短时间内准确感知一些潜在的创伤,但这些创伤有可能很严重。请大家务必牢记"白金十分钟,黄金一小时"的救治原则。

健康我来问

有哪些科学实用的自救、互救方法?

专家说健康

当意外事故或创伤发生后,我们首先要快速脱离危险环境。如发生了火灾,那么我们要在第一时间脱离火灾现场。很多情况下,夺走我们生命的不是烧伤,而是误吸了有毒烟雾。

脱离危险环境后,如果情况允许,要及时拨打120急救电话求助,在医护人员到来之前,我们需要进行及时有效的自救、互救。此时首先要判断自己有什么问题,肢体能不能动、身上的伤口有没有出血。如果自身存在危险,则第一时间进行自救;如果自身情况还不错,则可以对其他伤者进行救援。

　　以下是一些常见意外事故或创伤的急救方法,请大家仔细阅读,这些知识真的是"救命的"。

小贴士

如何开放气道

　　如果有人受伤后昏迷,首先要保持伤者气道通畅。具体做法如下:解开伤者的衣领、领带,迅速检查伤者口腔中是否有分泌物、呕吐物等,如果有,则要尽快将其清除,避免误吸引发窒息。施救者一手置于伤者前额,手掌用力后压,使伤者头部后仰,另一手向上抬起伤者下颌,使伤者舌和会厌抬起,气道开放。施救者动作要轻柔,要保持伤者颈部稳定,不要左右晃动,由于无法判断伤者是否存在颈椎骨折,所以头部后仰要适度,保持气道通畅即可。

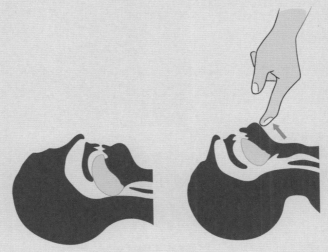

如 何 止 血

　　指压止血法　该方法是最直接、最常用,也是最简便的止血方法。可用于头面部、颈部及手足部位的出血。指压止血法是用手指压迫伤口附近离心脏近的一端的动脉，阻断流向伤口的动脉血，从而达到快速止血、减少出血的目的。

加压包扎止血法 适用于全身各部位小动脉、静脉、毛细血管的出血。可以用无菌敷料或就地取材用干净的毛巾、围巾等覆盖伤口，用力加压达到止血的目的。在包扎之前，要先检查伤口内有无异物。如果有小的异物，应该先将其取出。如果异物较大、较深，取出风险较大，则要保留异物（如胸部被刀或者玻璃、钢筋等刺伤，千万不要拔出），这种情况下用绷带加压包扎时应避开异物。

注意：加压包扎时要松紧适度，以伤口停止出血为准。包扎过松则达不到止血的目的；包扎过紧会影响血液循环，引发严重后果。一般情况下，加压包扎的时间不宜过久，建议每隔 40 分钟左右适当放松 2~3 分钟，以暂时恢复供血。如果在放松的时候伤口再次出血，可暂时采用指压止血法止血。

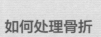

如何处理骨折

对于骨折的伤者，要尽量减少其移动，以免在移动过程中骨折断端刺伤血管和神经，造成二次伤害。这里我们就能很清楚地理解骨折处理的重要原则之一——固定。

1. 根据现场条件和伤者的骨折部位采用不同的固定方式。固定的目的是要避免骨折部位的移动，以减少进一步损伤的可能性。固定要牢固，不能过松或过紧。

2. 夹板或者木板、竹条等与皮肤、关节和骨突出部位之间要加衬垫,以防皮肤损伤。

3. 先固定骨折的上端(近心端),再固定下端(远心端),绑带不要系在骨折处,操作要轻柔。

4. 固定时,建议伤者上肢呈屈肘位,下肢呈伸直位。

5. 应露出伤者的指(趾),以便施救者随时检查伤者末梢血运情况。

6. 在下肢骨折固定时,可以将受伤的肢体固定到健侧肢体;在上肢骨折固定时,可以将受伤的肢体直接固定在身体上。

对于一些严重的创伤,如颈椎骨折、腰椎骨折,需要采取特殊体位帮助固定。很多驾驶员会在车里准备一些急救物资,如绷带、夹板,必要时这些物资都可以被充分利用。

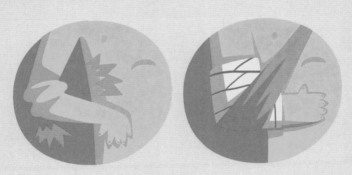

如何搬运伤者

对于伤情较轻、无骨折、转运路程较近的伤者,施救者可以徒手搬运。对于伤情较重或者转运路程较远的伤者,则建议施救者使用器材搬运。

徒手搬运 当有两个或两个以上施救者一起搬运伤者时,施救者应该同时用力,动作协调一致,使伤者的脊柱呈一直线。

在搬运伤者的过程中,强调要平着抬起来,平着放下去。不能用"你抬腿,我抬肩"的方法去搬运伤者。如果伤者存在腰椎骨折,这种搬运方式很可能加重腰椎骨折和错位。在搬运的时候，最好是两三个或者四个施救者把伤者平稳地抬起来，这样就不会导致二次伤害。

使用器材搬运　对肢体骨折或怀疑脊柱受伤的伤者，需要使用器材搬运，以避免搬运过程中的二次伤害。

对于颈椎骨折的伤者，在搬运过程中最好使用颈托，如果没有颈托，可以在伤者头部两边各放一个沙袋、盐袋或者用衣物将头部固定。如不具备上述条件，则可以让一人用双手固定伤者头部。上述做法都是为了避免伤者颈椎左右晃动而加重损伤。

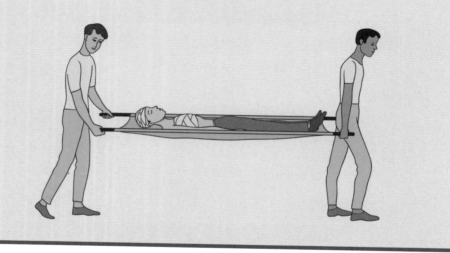

健康我来问

我们经常听到有些人在做饭的时候被刀切到手，有些人在工作的时候被机器切到手，这个时候应该如何进行急救呢？

专家说健康

这种情况属于切割伤。在情况不严重的时候，可直接用指压止血法来止血。但是我们手的力量是有限的,不可持久,如果出血量比较大,则可以利用手边的一些物品,如橡皮筋、手帕,在手指根部进行缠绕以更好地止血。如果之后伤口还在出血,说明缠绕得比较松,可以再缠绕得紧一点儿,这样就可以有效止血了。

假如手指末端被切掉了,要第一时间找到断指,用清洁的纸或者布把断指包好,在其周围放置一些冰块或者冰冻的矿泉水(不能让断指与冰块等直接接触),然后尽快将伤者和断指一同送到医院,医生会根据情况尽可能使断指存活(如断指再植)。

健康我来问

有一些朋友日常出行会骑摩托车,目前正在推行"一盔一带"安全守护行动,很多人觉得就是一个头盔而已,如果真的出事好像也没有什么帮助,这是真的吗?

专家说健康

摩托车的速度比较快,稳定性比较差,一旦发生交通事故,人可能飞出去。我刚刚已经讲过,颅脑创伤通常比较严重,救治难度大,所以保护头部是非常重要的。在驾驶摩托车的过程中,驾驶员和乘客应该戴好头盔,它对于头部有很好的保护作用。

除了头盔,在交通事故中能够保护我们生命安全的还有安全带。在很多情况下,我们遇到交通事故的伤者,会问他:"你有没有系安全带?"得到的答案往往是否定的。如果车辆在高速行驶的过程中发生交通事故,安全带能够在一定程度上起到缓冲作用,避免驾驶员和乘客受伤或减轻受伤程度。如果车辆行驶速度正常,安全带也能起到约束作用,保护驾驶员和乘客不会在车内发生撞击而受伤。

健康我来问

遇到交通事故，作为旁观者，我们应该如何救助他人呢？

专家说健康

发生交通事故后，作为旁观者要第一时间拨打求救电话，如 120、122、110，寻求专业人士的帮助。

接下来，我们要注意观察一下现场环境，如果现场环境是安全的，则可以就地进行救援。如果现场环境不够安全，那么我们要在保障自身安全的前提下将伤者从危险环境转移到安全环境。在高速公路上两车相撞，我们不可能在原地帮助伤者，这会让伤者承担二次伤害的风险，我们自己的生命安全也得不到保证。此时就要先将伤者转移到安全的地方。确认环境安全后，要对伤者的情况进行初步判断，如意识是否清楚、有没有大出血、气道是否通畅……据此可以采取一些针对性的急救措施，如心肺复苏。

小贴士

如何进行心肺复苏

心搏骤停的判断 可以通过四个方法来判断伤者是否发生了心搏骤停：①伤者昏倒后静静地躺在地上一动不动；②施救者边轻轻拍打伤者的肩膀，边大声呼喊"：你还好吗？"伤者没有任何反应；③施救者把耳朵凑近伤者的鼻孔附近，听不到呼吸音；④施救者触摸伤者的颈动脉，感受不到动脉搏动。如果伤者符合上述四项描述，即可判断其处于心搏骤停状态，应开始心肺复苏。

心肺复苏 施救者应先拨打 120 急救电话，详细告知所处的具体地点及伤者情况，之后应该立即实施心肺复苏。

胸外按压： 把伤者移到平坦结实的地面或硬板上，让伤者身体平躺，面部朝上。施救者跪在伤者胸部旁，将自己右手掌心对准伤者两乳头连线中点（或者剑突上两横指），左手叠压在右手掌背上，身体前倾，利用身体重量垂直向下按压伤者的胸廓，按压深度约为 5 厘米。在按压过程中施救者的手掌不要离开伤者的胸部。按压频率为每分钟 100~120 次。

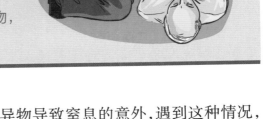

人工呼吸： 施救者托住伤者的颈部，使其头部向后仰，同时用手指探查伤者的口腔，如果口腔内有异物，先要将其清除。

生活中我们还会面对呼吸道异物导致窒息的意外，遇到这种情况，我们应该按照以下方法处理。

• 小贴士

呼吸道异物导致窒息的急救

救人 如果发生窒息的是成年人，则让窒息者保持站立姿势，身体前倾。施救者站在窒息者背后，两腿分开，将双臂分别从窒息者腋窝下前伸并环抱窒息者。

施救者左手握拳，右手从前方握住左手手腕，使左拳虎口贴在窒息者胸部下方肚脐上方的上腹部中央，之后突然用力收紧双臂，用左拳虎口向窒息者上腹部内上方猛烈施压,促使异物排出。

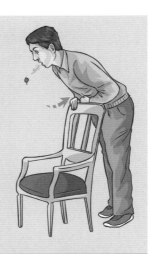

自救 如果发生窒息的是自己,周围没有可以对你施救的人,那么你应该握紧拳头,将拳头靠在椅背上或桌边,用肚脐上方使劲儿撞向拳头,直到把异物撞出来为止。要点是用力的方向一定要向内、向上。

结 语

意外伤害随时可能发生,而平时积累的急救知识可以在关键时刻挽救自己和他人的生命。对于普通人来说,想要掌握这些急救方法并在意外伤害发生的第一时间运用这些方法进行自救、互救,还真需要一段时间的反复练习,但是为了挽救生命,所有的一切都是值得的。

55检